왜 못 잘까

스탠퍼드식 최고의 수면 교실

왜 못 잘 까

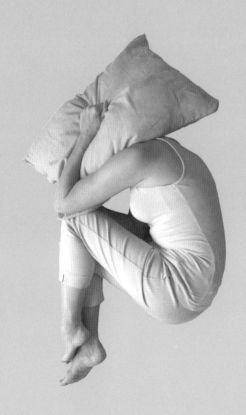

니시노 세이지 지음
황성혁(닥터쓰리) 번역 및 감수

북림

🕐 일찍 자고 일찍 일어나는 것은 건강에 해롭다?

일본인들이 즐겨 쓰는 '일찍 일어나는 것은 세 푼의 이득'이라는 속담이 있습니다. 중국 송나라 때의 책에는 '조기삼조당일공^{早起三朝當一工}'이라는 글이 있는데, 이는 삼 일을 일찍 일어나면 하루 치 일을 더 할 수 있다는 뜻입니다. 서양에는 '일찍 일어나는 새가 벌레를 잡는다'는 유명한 격언이 있는데 이 역시 '일찍 일어나는 것은 세 푼의 이득'과 같은 의미라고 할 수 있습니다. 새에 비유한 이 격언을 보다 구체적으로 말한 사람은 미국 건국의 아버지 중 한 명인 벤저민 프랭클린입니다.

"Early to bed and early to rise makes a man healthy, wealthy, and wise."

해석하면 '일찍 자고 일찍 일어나면 건강하고, 뷰유하고, 현명해 진다'가 되는데, 아침에 일찍 일어나면 일석이조를 능가하는 이득이 있다는 의미입니다.

 이 말을 들으면 '역시 일찍 자고 일찍 일어나는 것이 이득이구나!' 하는 생각이 들겠지만 과연 의학적 근거가 있는 말일까요?

 결론부터 말하면 의학적 근거는 없다고 볼 수 있습니다. 최근 미국에서 949명의 성인 남자를 대상으로 수면 습관에 관한 역학 조사를 실시했습니다. 그 결과 일찍 자고 일찍 일어나는 것은 건강(사망률), 부(연 수입), 지적 능력(최종 학력)에 영향을 주지 않는 것으로 밝혀졌으며 일찍 자고 일찍 일어나는 것이 몸에 좋다는 생각의 근거가 되는 의학적 지식 또한 발견되지 않았습니다.

 이렇듯 지금껏 우리가 막연히 믿어온 것 중에는 의학적 근거가 부족하고 잘못된 생각이 많이 있습니다. 특히 수면은 의학계 전체에서 보면 아직 새로운 분야이고 밝혀지지 않은 것들이 많습니다.

 이 책에서는 잠이 오지 않는다, 잠이 부족하다, 아무리 자도 피로가 풀리지 않는다와 같이, 많은 사람이 안고 있는 수면에 관한 고민에 답해드리고자 합니다. 잘못된 믿음과 건강 상식은 바로잡으면서, 의학적 근거에 기반하여 가능한 한 알기 쉽게 설명하겠습니다.

⏰ 잠을 많이 자면 몸에 안 좋을까?

일찍 자고 일찍 일어나면 건강에 좋다는 생각은 근거도 부족하고, 수면을 단순히 휴식으로만 치부하는 측면도 있는데 이 역시 잘못된 생각입니다. 잠자는 동안에는 그동안 우리 몸과 뇌에 쌓인 노폐물 처리, 기억 정리, 자율 신경과 호르몬 조절 등 '건강을 위한 유지·보수'가 이루어집니다. 따라서 적절한 수면의 중요성은 많은 연구에서 거듭 확인되었으며, 충분하지 않거나 부적절한 수면 습관은 건강에 악영향을 주는 것으로 밝혀진 바 있습니다.

'잠을 많이 잘수록 몸에 좋다'는 말도 의학적 관점에서는 잘못된 정보입니다. 2002년에 100만 명을 대상으로 한 조사에 의하면, 미국인의 평균 수면 시간은 7.5시간이었는데 소수이긴 하지만 3시간 미만으로 적게 자거나 10시간 이상으로 너무 많이 자는 사람들도 있었습니다.

그래서 평균 수면, 단시간 수면, 장시간 수면의 세 가지 유형에 대해 6년 사망률을 조사했더니 평균 수면 그룹의 사망률이 가장 적었고, 3시간 미만의 단시간 수면 그룹의 사망률은 평균 수면 그룹의 1.3배였습니다.

이 결과를 보면 역시 잠이 부족하면 건강에 좋지 않다고 생각하겠지만, 흥미롭게도 가장 사망률이 높았던 그룹은 수면 시간이

10시간 이상인 사람들이었습니다. 장시간 수면 그룹의 사망률은 평균 수면 그룹보다 1.4배나 더 높았습니다.

⏱ 수면 부족이 알츠하이머병을 부른다

물론 극단적으로 잠을 적게 자거나 많이 자는 사람은 이미 지병을 앓고 있어 그러한 결과가 나왔을 수도 있습니다. 하지만 건강 문제를 차치하더라도 불충분하거나 부적절한 수면이 비만, 당뇨병 등 생활 습관병의 발병 위험을 높인다는 것은 이미 여러 연구를 통해 검증된 사실입니다.

그뿐만 아니라 스탠퍼드대학의 제 실험실에서는 동물 실험을 통해 불충분한 수면 시간이 알츠하이머병의 발병 위험을 높인다는 사실을 밝혀냈습니다. 이 말은 수면 부족이나 수면의 질 저하가 모든 신체 질환에 악영향을 끼친다는 의미입니다. 반대로 말하면 건강한 사람의 대다수는 양적으로나 질적으로나 올바른 수면 습관을 가지고 있다는 뜻이기도 합니다.

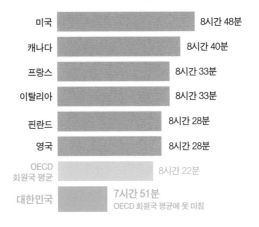

OECD 평균 수면 시간

미국	8시간 48분
캐나다	8시간 40분
프랑스	8시간 33분
이탈리아	8시간 33분
핀란드	8시간 28분
영국	8시간 28분
OECD 회원국 평균	8시간 22분
대한민국	7시간 51분 OECD 회원국 평균에 못 미침

※출처: OECD Time Use Database

수면 부족은 경제 손실로 이어진다

건강 증진과 질병 예방을 위해 적당한 수면 시간을 확보하는 것은 중요 과제입니다. 한국인의 수면 시간은 7시간 50분 정도로 OECD 평균인 8시간 20분보다 적고 수면 문제로 고민하는 사람도 많습니다.

1990년대 미국에서 'Wake Up America'라는 수면 위생에 대한 대규모 조사가 이루어진 적이 있습니다. 그 결과 확실히 밝혀진 사실은 수면 부족으로 인해 산업 사고가 많이 발생한다는 것이었습니다. 유명한 예로는 우주왕복선 챌린저호 폭발 사고, 체르노빌 원전 사고, 미국 최대의 기름 유출 사고인 엑슨발데스호의 알래스카 좌초가 있습니다.

이러한 비극적 사고에는 관계자의 수면 부족과 과로가 관련되어 있다는 점, 새벽 3시경 등 특정 시간대에 사고가 일어나기 쉽다는 점 등이 조사를 통해 밝혀졌습니다.

코로나19 대유행을 계기로 숙면을 돕는 슬립테크Sleep Tech가 확장세라는 점을 보면 수면이 국가의 경제적인 측면에서도 얼마나 중요한지 알 수 있습니다. 수면 부족은 근로자의 사망률을 높이거나 생산성 저하로 이어져 막대한 경제적 비용을 유발하기 때문입니다. 독일의 경우 수면 부족에 따른 경제적 지출이 매년 600억 달러(약 86조 400억 원)에 이르며 호주에서는 수면 장애로 발생하는 직간접 비용이 국내총생산 GDP의 1%에 달하는 것으로 추정된다고 합니다. 미국 기업의 경우 수면 부족에 따른 생산성 감소로 발생하는 손실이 근로자 1인당 연평균 1,300~3,000달러(약 180만~430만 원)인 것으로 보고된 바 있습니다.

⏰ 적절한 수면으로 삶의 풍요를 가져오자!

수면 부족이나 장애가 컨디션 난조나 질병으로 이어져 삶의 질을 저하시키는 것은 분명한 사실입니다. 올바른 수면 습관에는 적절한 수면 시간도 포함되어 있기는 하지만, 단순히 오래 자기만 하면 된다는 뜻은 아닙니다.

'일찍 자고 일찍 일어나는 것은 세 푼의 이득'이라는 속담은 의학적 근거는 부족하지만 저는 다음과 같이 바꿔 말하고 싶습니다.

"적절한 수면은 풍요로운 삶을 가져온다."

이 책을 읽기 전에 먼저 자신의 수면 패턴을 체크해 보도록 합시다. 그다음에는 차례대로 읽어도 좋고 각자 고민에 따라 관심 가는 부분만 골라서 읽어도 충분히 도움이 되리라 생각합니다.

자, 그럼 '최고의 수면 수업'을 시작해 볼까요?

_니시노 세이지

스탠퍼드대학교 의과대학 정신과 교수
스탠퍼드대학교 수면생체리듬연구소 소장
브레인슬립 창업자 겸 최고 연구 고문

차례

2교시 | 우선 '편안한 입면'부터!

5교시 | 적절한 수면으로 '삶의 질'을 올린다

6교시 | 아이와 가족의 수면

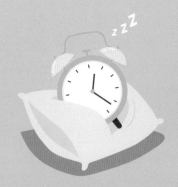

0교시

오리엔테이션
당신의 수면 부채는
어느 정도?

'수면 부채'의 정도를 어떻게 알 수 있나요

A 먼저 평일과 휴일의 수면 시간을 비교해 보세요

저는 종종 이런 상담을 받고 있습니다.

"수면 부채가 많이 쌓인 것 같은데 확인해 볼 수 없나요?"

'수면 부채'는 『스탠퍼드식 최고의 수면법』에서 처음 소개했을 때만 해도 생소한 용어였지만 이제는 완전히 정착된 것 같습니다.

사람들의 수면 고민은 크게 두 가지로 나뉩니다.

1. 잘 시간은 있는데 '잠을 잘 수가 없을 때'

　(쉽게 잠들지 못함, 자주 깸, 너무 일찍 깸, 잠이 얕음 등)

2. 바쁘거나 생활 방식 문제로 '수면 시간을 확보할 수 없을 때'

나이가 들어갈수록 1번 유형이 많아지는데 노화에 따른 자연스

러운 변화이므로 크게 걱정할 필요는 없습니다. 그중에는 사실은 문제가 없는데도 스스로 그렇게 믿고 있는 '자칭 불면'이 포함되어 있을 가능성도 있습니다.

청장년 세대의 고민은 대부분 2번 유형으로 바쁘거나 생활 방식 때문에 잠을 잘 수 없는 '수면 부족'이 그 원인일 것입니다.

⏱ '수면 부채'가 의학 용어는 아니지만…

결론부터 말하면 의학적으로 '당신의 수면 부채는 ○○시간'이라고 측정하기는 어렵습니다. '수면 부채'는 연구자들 사이에서는 예전부터 쓰이고 있는 말이지만 명확한 정의가 있는 의학 용어가 아니어서 수치화하기 어렵기 때문입니다. 그렇다고 해서 '수치화할 수 없으니 신경 쓰지 않아도 된다'는 뜻은 아닙니다.

윌리엄 디멘트William C. Dement 교수는 수면 연구 초창기부터 '수면 부채'라는 용어를 사용했습니다. 디멘트 교수는 스탠퍼드수면장애센터의 창설자이자 수면 의학의 아버지로 불리는 인물입니다. 저를 포함해서 그의 제자인 연구자들은 모두 자연스럽게 '수면 부채'라는 말에 익숙해져 갔습니다.

연구자들이 '수면 부족'이 아닌 '수면 부채'라는 말을 쓰는 이유는 그만큼 심각하기 때문입니다. '수면 부채'는 단순히 잠이 부족한 것만 문제가 아닙니다. 수면 부족이 뇌와 몸에 미치는 피해는 마치 빚처럼 갈수록 불어납니다. 돈이든 잠이든 빚을 내버려 두면 큰일 납니다. 만성 수면 부족이 월 단위, 연 단위로 쌓여간다면 쉽게 갚을 수 없습니다.

흥미로운 수면 부채 실험이 있었는데 건강한 성인 8명을 매일 14시간 동안 침대에 들어가게 하고, 몇 주에 걸쳐 수면 상태를 관찰한 것입니다. 그 결과 그들의 적정 수면 시간은 평균 8.2시간이었습니다. 실험 전 그들의 실제 수면 시간은 평균 7.4시간이었으니 대부분은 하루 40분의 수면 부채가 있었다고 할 수 있습니다.

그렇다면 그들이 '40분의 수면 부채'를 갚고 적절한 수면 시간으로 돌아가는 데 걸린 기간은 어느 정도였을까요? 매일 원하는 만큼 잔다 해도 무려 3주나 걸렸습니다. 실험이기 때문에 편의상 수면 시간을 최대 14시간으로 정했습니다. 실험 참가자들은 처음에는 13시간 가까이 잤지만 수면 시간은 서서히 감소했고, 3주일이 경과한 시점에서 8.2시간으로 고정되어(이것이 그 사람의 적정한 수면 시간) 그 후 늘지도 줄지도 않았습니다.

사실 하루 40분의 수면 부채는 터무니없는 빚은 아닙니다. 그 정도의 수면 부족은 흔한 일입니다. 그런데 이것이 쌓이면 매일 원하는 만큼 자더라도 빚을 상환하는 데 3주나 소요되니 바쁜 일상생

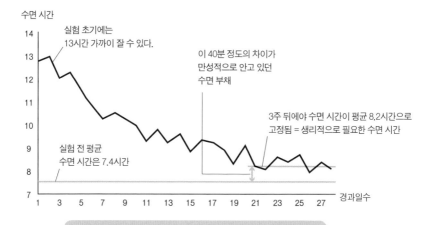

매일 14시간 침대에 들어가면 수면 시간은 어떻게 될까?

수면 시간

실험 초기에는
13시간 가까이 잘 수 있다.

이 40분 정도의 차이가
만성적으로 안고 있던
수면 부채

3주 뒤에야 수면 시간이 평균 8.2시간으로
고정됨 = 생리적으로 필요한 수면 시간

실험 전 평균
수면 시간은 7.4시간

경과일수

자고 싶은 만큼 자도 수면 부채 상환에 3주 걸린다!

※『스탠퍼드식 최고의 수면법』, Dement, W.C., Sleep extension: getting as much extra
sleep as possible. Clin Sports Med, 2005. 24(2): p. 251-68, viii.

활에서 수면 부채를 갚는 것은 상당히 어려운 일입니다.

이 실험에서는 또 하나 중요한 사실을 알 수 있습니다. 3주가 지
난 시점에서 수면 부채가 상환되고 나면, 그 이후에는 원하는 만큼
잘 수 있는 조건에서도 우리 몸이 필요로 하는 시간 이상은 잘 수
가 없다는 점입니다. 즉, 잠시 잠을 못 자는 시기가 이어지면 수면
부채가 생긴다는 것을 알고 있다 해도 그것에 대비해 미리 수면 시
간을 저축할 수는 없습니다.

🕐 수면 부채를 알 수 있는 간단한 방법

수면 부채를 알 수 있는 한 가지 방법을 알려드리겠습니다.

'적정 수면 시간 - 실제 평균 수면 시간 = 수면 부채'

그런데 적정한 수면 시간을 산출하는 것은 상당히 힘듭니다. 실험에서도 하루 중 침대에 누워 있는 상태를 3주에 걸쳐 관찰한 후에야 수치화했습니다. 그래서 일단 권하고 싶은 방법은 일정이 없는 휴일에 평일보다 얼마나 오래 자는지를 알아보는 것입니다.

대략적인 수면 부채를 알고 싶다면 휴일 전날에는 알람을 끄고 커튼도 닫아 자연스럽게 깨어날 때까지 자보도록 합시다. 그렇게 자고 난 뒤 평일 평균 수면 시간보다 얼마나 더 잤는지 알아봅니다.

- 평일 평균 수면 시간보다 30분에서 1시간 더 잔 사람 **파란불. 수면 부채가 그다지 많지 않습니다.**

- 90분 이상 오래 잔 사람 **노란불. 약간의 수면 부채가 있다고 볼 수 있습니다.**

- 2시간 이상 오래 잔 사람 **빨간불. 만성적인 수면 부족. 수면 부채가 상당한 편이므로 빨리 대책을 강구해야 합니다.**

이 방법이 절대적인 판정 기준은 아니지만 쉽고 간단하게 수면 부채를 알 수 있는 기준이 됩니다. 수면에 대한 고민을 안고 있는 사람이라면 이 방법부터 시도해 보기를 권합니다.

　수면은 민감한 것이므로 심리적인 영향도 있습니다. 자려고 너무 애를 쓰면 잠이 오지 않거나 한밤중에 깨어나 버리기도 합니다. 여행지나 호텔이 아닌, 평소와 같은 환경인 집에서 평일과 휴일을 비교하여 스스로 수면 부채를 판정하는 실험을 해봅시다.

아침이나 점심때 졸려서 힘들어요 Q

A '낮 시간의 다섯 가지 자각 증상'으로 수면의 질을 체크해 보세요

적당한 수면 시간만 확보하면 괜찮다고 생각해서는 안 됩니다. 수면의 양뿐만 아니라 질도 중요하기 때문입니다. 아무리 많이 잔다 해도 수면의 질이 나쁘면 건강에 악영향을 미칩니다. 아침에 일어나도 개운하지 않고 낮에 졸리다면 수면의 질이 저하되어 있을 가능성도 있습니다.

⏰ 낮 시간의 다섯 가지 자각 증상이란

우선 수면을 '질'적인 면부터 체크해 보겠습니다. 다음과 같은 '낮 시간의 다섯 가지 자각 증상' 중 하나 혹은 두 개에 해당된다면 주의가 필요합니다.

1. 아침에 일어날 때 눈을 쉽게 뜨지 못한다.

2. 잠을 자도 피로가 풀리지 않는 것 같다.

3. 낮에 멍한 상태가 되어 집중할 수 없다.

4. 짜증을 잘 내는 경향이 있다.

5. 낮이나 초저녁에 졸리다.

순서대로 하나씩 설명하도록 하겠습니다.

1번의 '아침에 쉽게 눈을 못 뜬다'는 알기 쉬운 기준입니다. 건강한 수면을 취했다면 우리 뇌와 몸은 새벽에 자연스럽게 일어날 준비를 하므로 개운하게 깨어날 수 있습니다. 충분히 잠을 잤는데도 일어나기 힘들거나, 알람이 계속 울려도 듣지 못하고 자거나, 일어나서도 계속 멍한 상태라면 수면의 질이 나빴을 가능성이 높습니다.

2번의 '피로가 풀리지 않는다'는 것도 건강한 수면을 취하지 못한다는 증거입니다. 수면은 유지·보수의 시간입니다. 뇌와 몸을 쉬게 하고 기억을 정리하며, 자율 신경과 호르몬 균형을 맞추는 등 머리와 몸이 모두 재충전됩니다. 따라서 좋은 잠을 자고 나면 새로운 날이 시작되는 상쾌함을 느끼면서 잠에서 깨는 것이 당연합니다. 오래 자고 일어났는데도 피로가 풀리지 않는 것 같다고 느끼는 사람은 건강하지 못한 수면, 즉 수면 중에 해야 할 일인 '뇌와 몸의 유지·보수'를 하지 못한 채 깨어날 때를 맞이한 것입니다.

🕐 질이 나쁜 수면은 더러운 접시로 식사를 계속하는 것

3번의 '낮에 멍한 상태가 되어 집중할 수 없는' 사람이나 4번의 '짜증을 잘 내는' 사람도 수면 중에 뇌의 유지·보수가 이루어지지 않을 가능성이 있습니다.

수면 중에는 뇌의 노폐물이 제거되는 것으로 알려져 있습니다. 예를 들면 치매를 일으키는 질병 중 하나인 알츠하이머병은 뇌에 베타 아밀로이드beta-amyloid라는 물질이 쌓이는 것이 주된 원인으로 알려져 있는데, 잠을 자지 않으면 사용하고 남은 아밀로이드 찌꺼기, 특히 응집되기 쉬운 베타 아밀로이드가 그대로 뇌 안에 남아 병변을 일으켜서 뇌를 위축시킵니다.

비유를 들자면 저녁 식사에 사용한 식기를 식기세척기에 넣고는 자는 동안 깨끗하게 세척되었을 줄 알았는데 아침에 보니 전원 버튼을 누르는 것을 깜빡해서 더러운 채로 그대로 있는 겁니다. 아주 난처하고 맥 빠지는 상황이죠.

식기는 아침에라도 닦으면 되겠지만, 수면 중에 유지·보수가 이루어지지 않은 몸과 뇌는 다음 수면 때가 되어서야 유지·보수를 할 수 있습니다. 이것은 닦지도 않은 더러운 접시로 아침, 점심, 저녁 식사를 계속할 수밖에 없는 상태에 처한 것과 같습니다.

⏱ 체내 시계가 미쳐 돌아간다!

앞에서 살펴본 '낮 시간의 다섯 가지 자각 증상' 중 5번 '낮이나 초저녁 졸음'은 수면 부채가 쌓여 몸의 리듬도 무너지고 있다는 징후인 경우가 많습니다. 세포에는 '시계 유전자'라는 것이 있어서 우리 몸은 24시간보다 조금 더 긴 고유의 일주기 리듬으로 움직이고 있습니다. 이 체내 시계로 인해 우리는 아침이 되면 깨어나고 배고픔을 느끼며 활동을 하고 밤에는 잠이 듭니다.

인간의 일주기 리듬은 24.2시간(1,452분)*인데 지구의 하루는 24시간(1,440분)입니다. 즉, 인간의 일주기 리듬은 지구보다 12분 뒤처져 있는 셈입니다. 그래서 우리는 아침에 햇빛을 쬐거나 식사를 함으로써 매일 12분의 차이를 리셋하고 있습니다.

낮 시간의 졸음은 체내 시계가 잘 작동하지 않는다는 증거일지도 모릅니다. 따라서 낮 시간의 졸음을 방치하면 자율 신경이나 밤낮의 강약 조절이 갖추어지지 않아 컨디션이 무너집니다. 자율 신경은 아시다시피 체온, 혈압, 호흡 등을 조절합니다. 심장, 위, 장까지 모두 자율 신경의 작용으로 기능하기에 이 리듬이 무너진 채로

---

* 초기 연구에서는 인간 체내 시계의 고유 주기가 25시간 정도로 보고되었으나, 이후 보다 엄밀한 조건으로 측정한 결과 조금 더 짧은 24.2시간 정도라는 결과가 나왔습니다. 다만 인간을 대상으로 한 실험에서 외부의 요소를 완전히 차단하고 장기간 생활하며 리듬을 측정하는 것은 불가능하므로 이 주기에 대해서는 지금도 논의가 계속되고 있습니다.

건강할 리가 없습니다. 해외여행 때 시차 때문에 적응하느라 고생했던 경험을 떠올려 보세요.

잠을 청해도 잠이 잘 오지 않는 경험을 한 사람들도 많으리라고 생각합니다. 반면 잠을 청하지도, 잠을 잘 상황도 아닌데 갑자기 잠들어 버리는 경우가 종종 발생한다면 '기면증'이라고 불리는 질병일 가능성도 있습니다.

정말 심각한 수면 문제로 고민이라면 전문의의 진단을 받으시기 바랍니다.

⏰ 수면 클리닉보다 자신의 감각이 더 믿음직스럽다?

그렇다면 당신의 수면의 질은 어떨까요? 강연회에서 다음과 같은 질문을 받기도 합니다.

"저는 수면 부채가 상당히 많아요! 수면의 양과 질을 과학적으로 잘 알아보고 싶어요."

그런데 과학적으로 수면의 질을 판정하는 일은 수면의 양을 판정하는 것보다 훨씬 더 어렵습니다. 관련 장비를 갖춘 수면 클리닉에서 최소 1~2박 동안 수면 폴리그래프 기기를 장착하고 측정한 다음, 전문의가 관찰·분석해야만 가능한 일이기 때문입니다.

수면 폴리그래프는 뇌파, 심전도, 근전도, 안구 운동을 동시에 기록하는 장치입니다. 이는 연구자들도 쉽게 할 수 있는 일이 아닙니다. 더군다나 온몸에 기계를 달고 클리닉에서 숙박을 하면서 평소와 같은 수면을 취할 수 있을 것 같지도 않습니다.

현재 세계적으로 수면 붐이 일고 있습니다. 미국에는 약 4천 개 이상의 수면 클리닉이 있고 한국도 그 수가 점차 늘고 있습니다. 수면에 대한 관심이 높아지는 것은 연구자로서 기쁜 일이지만, 클리닉 중에는 단순히 수면 클리닉 열풍에 편승하여 장비만 갖추고 진료하는 곳도 더러 있는 것 같습니다. 그런 클리닉에 지불할 돈이 있다면 낮 시간을 더 잘 보내거나 쾌적한 침구를 갖추는 데 투자하는 일이 더 효과적이라는 게 제 개인적인 의견입니다.

자신의 수면 상태를 올바르게 평가하는 것도 중요합니다. 수면의 질을 쉽게 판단하기는 어렵지만 '낮 시간의 5가지 자각 증상'에 해당하는 증상이 있다면 수면 상태가 좋지 않은 것이 확실합니다. 무엇보다 중요한 점은 '자신의 감각'이라고 연구자로서 생각하고 있습니다.

수면의 질을 판정하는 방법은 한정되어 있지만 다행히 수면의 질을 좋게 만들 수 있는 구체적인 방법이 여러 가지 있어 이제부터 소개할까 합니다.

평소 수면 부채가 쌓여 있는 사람이나 수면의 질이 나쁜 사람에게는 여러 가지 사정이 있습니다. 일이 바쁘거나 육아나 간병을 해야 하는 경우, 또는 하고 싶은 일이 있어서 수면 시간을 줄이고 있을 수도 있습니다. 저는 이런 사람들에게 '어떻게든 수면 시간을 확보하라'고 말할 생각은 없습니다. 저도 바쁠 때는 어쩔 수 없이 잠을 줄여 논문을 마무리하는 일도 종종 있기 때문이죠.

우리는 쾌적한 수면을 위해 사는 것이 아니라 쾌적하고 충실한 생활을 위해 적절한 수면을 필요로 하는 것입니다. 그래서 오늘부터라도 바로 실천할 수 있는 '수면의 질'을 높이는 팁을 중심으로 '잠 잘 자는 수업'을 해보겠습니다.

수면 부채 체크 리스트

일곱 가지 질문으로 수면의 질을 확인해 보세요.

☐ 휴일 수면 시간이 평일보다 2시간 이상 길다.   3점

☐ 나도 모르게 지하철이나 소파에서 선잠이 들어버린다.   1점

☐ 잠자리에 들자마자 잠든다.   1점

☐ 아침에 눈뜨기 힘들고 개운하지 않다.   1점

☐ 오전 중에 자주 졸리다.   1점

☐ 알람을 켜지 않으면 일어날 수 없다.   1점

☐ 일주일에 3일 이상 다른 시각에 잠을 잔다.   1점

당신의 상태는?

9점   수면 부채로 파산 직전! 지금 당장 충분한 휴식이 필요함.

6~8점   상당한 수면 부채. 생활 개선이 필요함.

3~5점   수면 부채가 쌓여 있을 가능성 있음.

1~2점   대체로 적절한 수면을 취하고 있음.

0점   수면 부채가 없는 이상적 상태! 유지하려는 노력이 필요함.

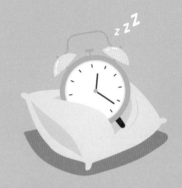

못 자도 괜찮아!
'황금의 90분' 얻기

만성 불면증으로 고생하고 있어요 **Q**

A '자칭 불면'일지도 모릅니다

"자야 하는데 잠은 전혀 안 오고 밤이 오는 게 무서울 정도예요. 이 상태가 몇 년째 계속되고 있습니다!"

많은 사람이 이렇듯 불면증을 호소합니다. 이런 상담이 많으므로 우리 연구소에서는 불면증 환자를 모아 여러 차례 임상 연구를 실시했습니다. 잠이 잘 오지 않는다는 사람의 입면 상태부터 수면 중 상태, 각성까지를 관찰하고 뇌파 등을 기록해 보았습니다. 그런데 실험 결과는 의외였습니다.

"잠이 잘 안 온다", "불면증이다"는 사람만 모아 실험을 했는데 다들 꽤 잘 자고 있는 것으로 판명되었기 때문입니다!

한숨도 못 잔다고 한 사람도 모니터링을 해보면 침대에 눕고 15분 이내에 잠에 돌입하는 뇌파가 생성됩니다.

이 실험은 어디까지나 연구를 위한 실험이지만 협력해 준 환자는 평소 고민해 온 만큼 실험 결과가 신경 쓰였을 것입니다. 실험이 끝나고 한 환자가 이런 질문을 했습니다.

"선생님, 저는 만성 불면증으로 오래 고생했고 실험 중에도 잠을 거의 못 잤어요. 몇 년째 이 상태이다 보니 너무 힘이 들어요. 가능하면 치료법을 알려주세요."

저는 솔직하게 결과를 전달했습니다.

"아니요, 당신은 실험을 시작하자마자 잠들었어요. 잠드는 데는 문제가 없습니다."

환자는 놀랐겠지만 사실 이런 경우는 종종 있습니다. 본인은 잠이 오지 않는다고 호소하지만 실제로는 잘 자는 사례가 많다는 것이 여러 연구를 통해 알려져 있습니다.

하지만 불면증으로 고민하는 사람에게 "꽤 잘 자고 있다"고 말하면 화를 내기도 합니다.

"아니에요! 정말 잠이 안 와서 괴로운데 선생님은 왜 몰라주시는 거예요?"

공감하지 못해 죄송하지만 이는 불면증이 아닌 '자칭 불면'입니다. 본인이 잠을 잘 못 잔다고 믿고 있을 뿐, 실제로는 제대로 자고 있는 것입니다.

그렇다고 "신경 쓰지 마라"고 말할 생각은 없습니다. 측정 데이터는 잘 자고 있다는 값을 줬지만 본인은 잠을 못 잔다고 느끼고 고통을 받고 있는 것은 확실합니다. 먼저 그 '잘 못 잔다고 생각하는 마음'의 원인과 이를 해소할 수 있는 방법을 알아봅시다.

⏰ '빨리 자야겠다!'며 조급해하지 않습니까?

실제로 잠이 들었는데도 잠이 오지 않는다고 고민하는 '자칭 불면'인 사람은 불면을 과대평가하는 경향이 있습니다.

어느 기업과 협력하여 사람이 잠드는 시간을 조사한 적이 있습니다. 젊고 건강한 사람이 침대에 들어간 후 잠들기까지의 시간은 평균 7~8분이었습니다. 건강에 문제는 없지만 '잠이 잘 오지 않는다'고 생각하는 55세 이상의 사람은 평균 10분 정도 만에 잠이 들었습니다. 즉, 거의 차이가 없었습니다. 특히 잠을 잘 못 자는 사람을 대상으로 실험을 진행하기 위해 사전 문진을 거쳐 그러한 조건의 사람들을 선별했는데도 의외의 결과가 나온 것입니다. 단 2분밖에 차이가 나지 않는데 '잠이 안 온다'고 생각하는 이유는 일찍 자야 한다는 초조감 때문일 수 있습니다.

간혹 잠들기까지 30분에서 1시간이 걸리는 사람도 있지만, 그렇더라도 별문제는 없습니다. 잠들기까지 상당한 시간이 걸려도 신경 쓰지 않는 사람도 있고, 불면증이라고 고민하는 사람도 있습니다. 신경을 쓸수록 신체 활동을 할 때 작동하는 교감 신경이 우위가 되고 휴식 상태일 때 작동하는 부교감 신경 우위 상태로 교대가 어렵습니다. 이 교대가 원활하게 이루어지지 않으면 당연히 잠들 수 없으므로 빨리 자야겠다는 생각에 지나치게 얽매이지 않는 것이 중요합니다.

🕐 '최악의 밤'을 기준으로 삼고 있지 않습니까?

불면을 호소하는 사람 중에는 가장 잠들기 어려웠던 '최악의 밤'을 기준으로 삼고 있는 경우도 있습니다. 가령 일주일 중 화요일과 수요일에는 자정에 잠자리에 들었는데도 새벽 3시까지 잠에 들지 못했다고 합시다. 이런 경우 대부분 목요일이나 금요일에는 일찍 잠이 들기 마련입니다. 하지만 자신이 만성 불면증이라고 생각하는 사람은 일찍 잠든 날은 세지 않고 좀처럼 잠들지 못했던 날만 기억해 '일주일 동안 잠을 거의 못 잤다'고 믿습니다.

그러니 실제로 몇 시에 잠들었는지, 대략적인 시간을 일주일간 매일 아침 기록해 보는 등 냉정하게 데이터를 파악해 보는 것이 좋습니다. 불면증의 인지 행동 요법에서는 자신의 수면 상황을 올바르게 파악할 목적으로 가장 먼저 수면 기록을 작성하게 합니다.

실제로는 자고 있는데도 잠을 못 자고 있다고 생각하는 원인으로는 '자칭 불면' 외에도 '수면 질의 저하'인 경우가 있습니다.

보통 수면을 양量으로만 생각하기 쉽지만 앞서 말했듯이 질質이 나쁜 경우도 큰 문제입니다. 이미 언급했지만 수면의 질이 나쁜 정도를 정량화하기 어렵고, 수면 의학은 아직 미숙한 학문이라 지금은 '자칭 불면'으로 진단받았어도 새로운 측정법이 개발되면 실제로 불면이었다고 밝혀질 수도 있습니다.

반대로 수면 무호흡 증후군 등으로 인해 충분한 수면을 취하지 못하는데도 불구하고 스스로는 문제를 못 느끼는 '자칭 수면' 환자도 있다는 사실도 밝혀둡니다.

'7시간은 자야 한다'며 수면의 양을 고집하는 사고방식에서 '짧더라도 질 좋은 수면을 취해야 한다'는 생각으로 전환하는 것도 중요합니다.

자신의 수면에 대해 이래저래 생각하기보다는 수면 문제 때문에 낮 시간 동안 어떤 어려움을 겪고 있는지 평가하는 것이 중요합니다. 즉, 앞에서 말한 5가지 증상 때문에 일상생활에 지장이 있는지를 판별하는 것이 중요하며, 그것이 전문의 진찰의 기준이 되기도 합니다.

참고로 앞서 말한 '낮 시간의 다섯 가지 자각 증상'을 다시 한번 열거해 두겠습니다.

1. 아침에 일어날 때 눈을 쉽게 뜨지 못한다.

2. 잠을 자도 피로가 풀리지 않는 것 같다.

3. 낮에 멍한 상태가 되어 집중할 수 없다.

4. 짜증을 잘 내는 경향이 있다.

5. 낮이나 초저녁에 졸리다.

이러한 증상은 많은 사람에게서 볼 수 있으며, 이 증상들로 인해 낮 시간 동안 얼마나 많은 지장을 받는지가 문제가 됩니다.

Q 푹 자는 체질이었는데 요즘엔 잠이 안 와요

A 젊었을 때와 비교하고 있지 않습니까 같은 세대의 사람과 얘기해 보세요

"언제든 푹 잘 수 있는 체질이라 수면 문제로 고민해 본 적이 없었는데, 요즘 아무래도 잠도 잘 안 오고 깊이 잠들지 못한다. 어디가 안 좋은 걸까? 마음의 병이 시작된 게 아닐까…."

'옛날의 나'를 기준으로 생각하면 이런 걱정이 생기는 건 당연합니다. 예전에는 잠을 잘 잤는데 요즘에는 잘 못 자서 힘들다는 사람은 젊었을 때의 나와 지금의 나를 비교하는 경우가 많습니다.

 몸은 나이가 들면서 변화한다

10대 때는 짜장면 곱빼기 2인분 정도는 단숨에 해치우던 사람도 40~50대가 되면 그렇게 하지 못합니다. 보통 1인분으로도 충

분히 배부른 것이 자연스러운 일입니다. 그런데도 '내 양은 곱빼기 2인분'이라고 단정 짓고 무리하게 많이 먹어 체하고는, "나는 원래 잘 먹는 사람인데!"라며 한탄하는 사람은 없겠죠? 그런데 의외로 수면에 관해서는 완강할 정도로 '젊은 시절의 나'를 기준으로 삼는 사람이 적지 않습니다.

20~30대의 젊은 사람들이 갑자기 잠이 안 온다고 하면 수면 클리닉이나 신경정신과 진료를 권하지만, 40대 이후에 수면 문제가 서서히 생겼다면 크게 걱정할 필요는 없습니다. 노화에 따른 변화는 누구에게나 찾아옵니다. 외모를 젊게 유지하고 젊을 때와 같은 양의 일을 소화하고 있다고 해도 몸속에서는 시간의 나이테가 확실히 쌓이고 있는 것입니다.

🕐 중도 각성, 조조 각성, 얕은 잠에 지나치게 신경 쓰지 말자

잠을 잘 못 자게 되는 등 수면을 포함한 생리적 변화가 노화 현상이라는 것은 과학적으로 대체로 맞는 말이지만, 나이가 들수록 몸이 변화하는 원인은 아직 완전히 규명되지 않았습니다. 여러 장수 유전자가 발견되었고 이들 유전자의 발현량이 나이가 들면서 감소한다는 사실도 밝혀졌지만, 장수 유전자만으로 노화 현상을 설명할 수 없습니다.

완전히 해명되지는 않았지만 한 가지 분명한 사실은 신체의 다양한 기능이 나이를 먹을수록 변화한다는 것입니다. 체온 조절을 예로 들 수 있는데 나이가 들면 혈액 순환이 나빠지고 체온 조절 기능도 약해져 심부 체온(심장이나 방광 등 신체 내부 기관의 온도)도 잘 떨어지지 않게 됩니다. 심부 체온이 떨어지지 않으면 수면에 들기 어려워지므로 잠이 잘 오지 않는 것입니다.

수면은 빛의 영향도 많이 받는데 노화로 인한 백내장 등으로 빛 감수성이 둔해지면 낮에 빛의 자극을 충분히 받지 못해 수면이나 신체 리듬에 좋지 않은 영향을 줍니다.

수면과 관련해 나이가 들면서 일어나는 주요한 변화는 다음과 같은 것들이 있습니다.

- 수면 중 여러 번 깨는 중도 각성
- 아침 일찍 깨는 조조 각성
- 깊이 잠들지 못하는 얕은 수면은 증가하고 깊은 수면은 감소

이러한 증상들은 노화 현상이므로 받아들일 수밖에 없습니다. 한밤중에 화장실을 가기 위해 2~3번 정도 깨는 것은 괜찮습니다. 화장실에 다녀온 후 몇 시간이 지나도 다시 잠들지 못한다면 문제

지만, 돌아와서 금세 잠이 든다면 걱정할 필요가 없습니다. 노안과 마찬가지로 '40~50대에 시작되는 현상'이라고 느긋하게 받아들입시다.

⏱ 같은 세대의 사람과 이야기해 봅시다

수면의 양과 질은 '옛날의 나'가 아니라 '나와 같은 세대'와 비교해야 합니다. 체질이나 생활 습관이 다르기 때문에 다른 사람과 비교하는 것은 의미가 없다고 생각할 수 있지만, '나이라는 공통점'은 의외로 확실한 지표입니다. 건강 검진에서 혈압이나 콜레스테롤 수치를 볼 때 나이를 고려하여 문제 여부를 분석하는 것과 같습니다. 가족, 친구, 동료 등 가까운 사람과 수면에 대해 이야기해 봅시다. 비슷한 고민을 안고 있는 사람이 많다는 사실을 알게 되면 안심이 될 것입니다.

그럼에도 '자칭 불면'이 아니라 또래와 비교해 보아도 역시 잠을 못 자는 편이거나 수면의 질이 나쁘다고 판단될 때는 생리적인 노화 현상 외에 다른 원인이 있을 수 있습니다. 그때는 원인을 밝히고 고쳐 나감으로써 좋은 수면 습관을 갖기 위해 노력해야 합니다.

한꺼번에 몰아서 자면 수면 부채가 해소될까요 Q

A 완전히 해소되지는 않지만 노력은 헛되지 않습니다

수면 문제로 고민하는 사람은 부족한 수면 시간을 어떻게든 보충하려고 합니다.

"주말엔 하루 종일 잠을 잡니다. 평소의 수면 부족을 단번에 해소하려고요."

"출퇴근하는 30분 동안 전철에 앉아 잠깐 눈을 붙여 부족한 수면 시간을 채웁니다."

"코로나19로 재택근무를 하게 되어서 잠깐씩 토막잠을 자고 있습니다."

이런 식의 '몰아 자기'나 '토막잠'으로 수면 부채를 해소할 수 있을까요? 자면서 보내는 주말도 나쁘지 않고, 졸면서 느끼는 편안한 기분을 저도 잘 알고 있으므로 "물론입니다!"라고 답해드리고 싶지만…, 유감스럽게도 대답은 "No"입니다.

수면 부채는 쌓이기는 쉽지만 갚기는 쉽지 않습니다. 앞서 몇 달 동안 쌓인 하루 40분의 수면 부채를 갚는 데 매일 원하는 만큼 잠을 자도 3주가 걸린다는 실험 결과를 소개한 바와 같이 일주일 중 하루 이틀 더 잔다고 수면 부채를 탕감했다고 볼 수는 없습니다. 그렇기 때문에 주말에 평소보다 오래 자는 사람은 오히려 수면 부채의 징후가 있는 것이며, 이를 해소하려면 매일 수면 시간을 조금이라도 더 길게 잡고, 수면의 질을 조금이라도 높이려고 노력해야 합니다.

🕐 몰아 자게 된다면 몸이 보내는 긴급 경보

휴일에 무조건 잠만 자고 싶다면 이는 몸이 보내는 긴급 경보이므로 주의해야 합니다. "이대로는 더 이상 안 돼요. 한계예요!"라며 몸이 비명을 지르고 있는 상태이니 시급한 대처가 필요합니다. 몰아 자기로 수면 부채를 해소할 수는 없지만 일단 응급 처치는 될 수 있으니 휴일 동안 푹 자두도록 합시다. 단, 그렇게 몰아 자는 일은 말 그대로 응급 처치일 뿐이라는 것을 잊지 마십시오. 주의할 점은 주말에 몰아 자기를 하면 월요일 아침에 시차 적응이 되지 않은 것처럼 멍한 상태가 되어 기분도 능률도 오르지 않는, 이른바 블루 먼데이가 되기 쉽다는 것입니다.

🕐 토막잠은 임시방편. 질 좋은 수면이 될 수 없다

이동 중 차 안에서 졸거나 잠깐 눈을 붙이는 것도 도움이 되겠지만 수면 부채는 해소되지 않습니다. 짧은 시간의 토막잠은 대부분 얕은 잠이기 때문입니다. 토막잠을 잘 때 자세를 유지하려고 몸은 긴장하고 수시로 뒤척였던 경험이 있을 겁니다.

* 깊은 수면(비렘수면, non-REM sleep)

뇌도 몸도 잠들어 있는 상태

* 해리 수면(렘수면, REM sleep)

몸은 잠들어 있고 뇌는 깨어 있는 상태

수면 중에는 얕은 수면과 깊은 수면이 반복됩니다. 몸과 뇌의 유지·보수와 기억 정리가 이루어지는 때는 깊은 수면인 비렘수면입니다. 비렘수면을 충분히 취하면 수면의 질이 올라갑니다. 가장 깊은 수면 상태에 들어갈 때는 잠이 든 직후 약 90분간이기 때문에 저는 이 시간을 '황금의 90분'이라고 부르며 중시합니다.

입면 후 대략 90분간의 차분하고 깊은 비렘수면 상태가 지나면 짧은 렘수면 상태가 됩니다. 이 주기가 새벽까지 4~5번 반복되는

데 새벽이 되면 더 이상 비렘수면에 들지 않고 렘수면 시간이 길어집니다.

렘수면은 이른바 꿈꾸는 수면입니다. 몸이 잠들어 있으므로 근육은 이완되어 있지만 뇌는 깨어 있을 때와 마찬가지로 활발하게 움직이고 있습니다. 렘REM은 급속 안구 운동Rapid Eye Movement의 첫 글자를 딴 명칭으로 특히 꿈꿀 때 안구가 격렬하고 활발하게 움직입니다.

동물 실험에서는 안구 운동을 기록하지 않는 경우도 많기 때문에 렘수면 상태를 역설수면paradoxical sleep이라고 부르기도 합니다. 자고 있어도 뇌는 깨어 있는 상태이기 때문입니다. 렘수면이 반드시 얕은 수면이라고는 할 수 없으므로 이 책에서는 (뇌와 몸의) '해리 수면' 혹은 '꿈꾸는 수면'이라는 용어도 사용하겠습니다.

잠깐 졸거나 토막잠을 잘 때는 대부분 얕은 비렘수면 상태여서 수면 부채로 인해 유지·보수가 되지 않은 뇌를 완전히 회복시키기 어렵습니다.

'황금의 90분'이란 무엇인가요 Q

A 우리 몸을 유지·보수할 수 있는 가장 깊은 수면을 취하는 시간입니다

입면 직후 약 90분 동안은 가장 깊은 비렘수면 상태로 이 시간을 '황금의 90분'이라 부릅니다. 이 시간 동안 다음 다섯 가지 중요한 생리 현상이 가장 활발하게 이루어지기 때문에 매우 중요합니다. 그렇다면 그 다섯 가지 중요한 생리 현상은 무엇일까요?

1. 뇌와 몸의 휴식
2. 기억의 정리·정착
3. 호르몬 균형의 조절
4. 면역력 향상
5. 뇌의 노폐물 제거

1950년대까지 수면의 역할은 몸을 쉬게 하는 것뿐이라고 알려

져 있었습니다. 하지만 수면을 통한 휴식은 훨씬 능동적인 '뇌와 몸의 유지·보수' 단계로 단순히 '쉬는' 역할만 하는 것은 아닙니다.

🕐 '황금의 90분'으로 뇌와 몸을 쉬게 하자

깨어 있는 낮 시간에도 몸과 뇌는 어느 정도 복구할 수 있지만 수면 중에만 가능한 유지·보수 기능이 있습니다.

예를 들어 영업 중인 음식점에서는 요리나 접객 등 '당장 해야 할 일'로 벅차서 청소나 고장 난 조리 도구를 수리할 여유 시간이 없습니다. 마찬가지로 낮 동안 몸과 뇌는 근육을 움직이고, 생각하고, 음식을 소화하는 등의 일로 매우 바쁘며 이런 일에 많은 에너지를 소비합니다. 그렇기 때문에 깊이 잠드는 '황금의 90분' 동안 뇌도 몸도 깊은 휴식을 취하고 유지·보수하는 과정이 필요합니다.

렘수면 상태에서 꿈을 꾼다는 것은 몸은 자고 있어도 뇌는 깨어 있는 것을 의미합니다. 즉, 뇌가 유지·보수하기보다는 기억을 정리 정돈하고 깨어날 준비를 하고 있는 상태입니다. 반면 비렘수면은 휴식하는 수면입니다. 심박수도 떨어지고 자율 신경 중 교감 신경의 활동이 저하됩니다. 그래서 단순한 휴식이 아니라 '혈관을 포함한 뇌와 몸의 휴식'이 가능합니다.

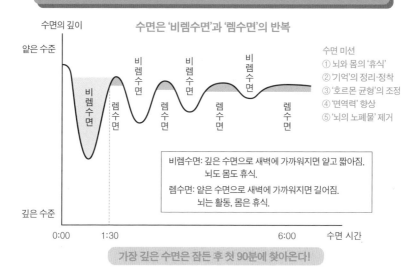

수면 패턴과 수면의 역할

수면은 '비렘수면'과 '렘수면'의 반복

수면의 깊이

얕은 수준

비
렘
수
면

비
렘
수
면

비
렘
수
면

비
렘
수
면

렘
수
면

렘
수
면

렘
수
면

렘
수
면

렘
수
면

수면 미션
① 뇌와 몸의 '휴식'
② '기억'의 정리·정착
③ '호르몬 균형'의 조정
④ '면역력' 향상
⑤ '뇌의 노폐물' 제거

비렘수면: 깊은 수면으로 새벽에 가까워지면 얕고 짧아짐.
　　　　 뇌도 몸도 휴식.
렘수면: 얕은 수면으로 새벽에 가까워지면 길어짐.
　　　　 뇌는 활동, 몸은 휴식.

깊은 수준

0:00　　　1:30　　　　　　　　　　6:00　　수면 시간

가장 깊은 수면은 잠든 후 첫 90분에 찾아온다!

　도로 공사는 교통량이 적은 한밤중에 이루어지는 것처럼 손상된 혈관도 비렘수면 단계에서 복구됩니다. 그렇기 때문에 이때 적절한 수면을 취하지 않으면 자는 동안에도 혈압이나 심박수가 떨어지지 않고 유지·보수가 되지 않으므로 밤낮으로 혹사당한 혈관은 너덜너덜해져 갑니다. 그 결과 뇌출혈이나 심근 경색과 같은 혈관성 질병의 위험도가 높아집니다.

　수면 무호흡 증후군 등의 수면 장애가 있거나 수면 부채가 쌓여 있는 경우라면 취침 중에 혈압이 떨어지지 않습니다. 원래 혈압은 각성 상태일 때보다 수면 상태일 때 낮아지는 게 정상인데 그렇지

못하고 활동하는 낮 시간 때의 혈압과 같다면 혈관은 손상됩니다.

이는 한국인의 사망 원인 2위인 심장 질환, 4위인 뇌혈관 질환과 직결되기 때문에 40대부터는 혈관의 유지·보수를 위해 '황금의 90분'을 적극 활용해야 합니다.

⏱ '황금의 90분'으로 면역력을 높인다

"황금의 90분 동안에는 성장 호르몬이 대량 방출됩니다"라고 말하면 곧바로 이런 질문이 돌아옵니다. "그건 초등학생과 중학생에게만 해당하는 얘기 아닌가요? 우리가 성장기 아이도 아니고."

성장기에만 성장 호르몬이 분비된다고 생각하는 사람들이 있는데 성장 호르몬은 평생 분비됩니다. 성장기가 지나면 그 양이 점점 줄어드는 것은 맞지만 성장 호르몬은 평생 분비되며 성장 외에 다른 부분에도 작용합니다. 성장 호르몬은 대사의 원천이기 때문에 면역에 큰 영향을 끼치는 건 물론이고 피부 건강 및 뼈 강화에도 도움이 된다고 알려져 있습니다. 피부도 뼈도 끊임없이 낡은 것을 새로운 것으로 대체하는데 나이가 들어서도 마찬가지입니다.

제가 창업에 참여했고 현재도 연구 고문을 맡고 있는 브레인슬립에서 2021년 1만 명을 대상으로 코로나19와 수면의 관계를 알

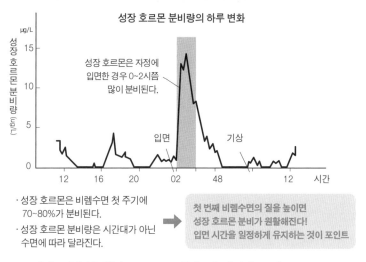

성장 호르몬 분비는 첫 번째 비렘수면이 관건!

성장 호르몬 분비량의 하루 변화

성장 호르몬은 자정에 입면한 경우 0~2시쯤 많이 분비된다.

입면

기상

· 성장 호르몬은 비렘수면 첫 주기에 70~80%가 분비된다.
· 성장 호르몬 분비량은 시간대가 아닌 수면에 따라 달라진다.

첫 번째 비렘수면의 질을 높이면 성장 호르몬 분비가 원활해진다! 입면 시간을 일정하게 유지하는 것이 포인트

※ 출처: 브뤼셀 자유대학의 Van Coevorden 등의 그래프 수정판(1991년)

아보는 온라인 조사를 실시했는데, 코로나19에 걸린 사람은 수면의 질이 떨어지는 것으로 나타났으며, 특히 수면 무호흡 증후군 환자는 수면의 질이 나쁜 것은 물론이고 감염 위험도 높은 것으로 밝혀졌습니다.

수면 무호흡 증후군에 대해서는 뒤에서 설명하겠지만, 수면 무호흡 증후군 환자의 경우 코로나19에 감염될 위험도 매우 커지므로 바이러스 감염을 막고 싶다면 '황금의 90분'을 확보하기 위한 전문 치료를 권장합니다.

Q 취침 시간이 늦어서 '황금의 90분'에 잠을
잘 수가 없어요

A 몇 시에 자도 괜찮습니다

'황금의 90분'으로 인해 호르몬 균형과 자율 신경도 정돈되기 때문에 마음과 뇌가 재충전됩니다. 반대의 경우를 예로 들면, 우울감이 있는 사람은 입면 직후 깊은 비렘수면 단계로 들어가기 어렵고 어렵게 들어가더라도 시간이 짧다고 알려져 있습니다. 그렇게 되면 아무리 오래 자도 피로가 풀리지 않고 개운치 않은 악순환에 빠지게 됩니다.

🕐 **'황금의 90분은 밤 12시 전에 자야 가능하다'는 건 거짓말!**

업무상 자정 전에 잠자리에 들기 어려워 '황금의 90분'을 놓치고 있다는 이야기를 가끔 듣지만 이는 난감한 오해이며 잘못된 건강 상식입니다. 오후 10시에 자건 오전 2시에 자건, 잠들고 첫 번째로

나오는 깊은 수면이 '황금의 90분'입니다. 그래서 밤 12시 전에 자더라도 입면 직후 깊은 수면 상태로 진입하지 못한다면 그 90분은 황금이 아닌 금도금에 불과합니다. 왜 이런 오해가 퍼졌을까요? '입면 직후가 황금의 90분'이라고 하면 사람들은 몇 시에 자야 하는지 기준을 궁금해합니다. 하루에 7시간 자는 것이 이상적이며 아침 6시나 7시에 일어난다면, 역산해서 자정 전후에 자리에 누워야 합니다. 여기서 '자정 전에 자야 황금의 90분이 가능해진다'는 설이 생긴 것인지도 모르겠습니다.

미용계에서는 더 나아가서 '밤 10시부터 새벽 2시까지가 피부의 신데렐라 타임'이라며 이 시간대에 (성장) 호르몬이 대량 분비된다는 사실을 근거로 제시합니다.

하지만 몇 시에 자든 깊은 비렘수면 상태가 아니라면 마법 같은 호르몬의 혜택을 받지 못하므로 신데렐라가 될 수 없습니다. 요점은 몇 시에 자도 좋지만 입면 직후의 비렘수면 상태를 깊고 길게 90분 정도 지속시켜야 한다는 점입니다. 이를 위한 몇 가지 팁이 있는데 이제부터 순서대로 소개하겠습니다.

일의 방식이 다양해졌고 그에 따라 생활 습관도 직종마다 다를 수밖에 없습니다. 예를 들어 육아 중이거나, 간병을 하거나, 교대 근무 방식으로 일을 하는 사람들은 자정 전에 자는 것이 불가능합니다. 그래서 이상적이라고 말하는 수면 시간을 확보하기 어려운 경우도 많습니다. 그러나 7시간의 이상적 수면 시간을 확보하는 것까지는 무리라고 해도 첫 번째 깊은 수면 상태, 즉 황금의 90분을 확보하는 것은 노력으로 가능합니다. 최소한의 노력으로 최대한의 효과를! 이것이 바로 '황금의 90분'을 잘 활용할 수 있는 방법입니다.

Q 잠을 푹 자면 감염병도 예방할 수 있을까요

A 수면 무호흡 증후군이 있는 사람은 오래 자도 감염 위험이 높아집니다

신종 코로나19뿐만 아니라 감염병과 수면 사이에는 깊은 관계가 있습니다. 미국에서는 매년 독감으로 2만 명에서 6만 명이 사망하고 있어 그 대책으로 수면의 중요성이 일찍부터 대두되었습니다. 그렇다면 수면 부채가 쌓여 있거나 수면의 질이 나쁘면 어떤 악영향이 있을까요.

- 감염 위험이 상승한다.
- 면역력이 떨어진다.
- 백신을 맞아도 항체가 잘 생기지 않는다.
- 감염된 경우에는 회복이 더디고 중증화되기 쉽다.

이 내용은 독감과 수면의 관계로 잘 알려진 사실입니다. 앞서

언급한 2021년 브레인슬립의 온라인 조사 결과, 대상자 1만 명 중 코로나19 확진자는 144명이었습니다. 이 가운데 75.7%가 20~30대의 젊은 사람들이었는데, 역시 수면 부채가 쌓였거나 수면의 질이 나쁜 경우일 것이라고 예측하고 자세히 살펴보았더니 놀라운 결과를 알 수 있었습니다. 감염자의 35.4%는 수면 무호흡 증후군 환자로 확인된 것입니다. 반면 감염되지 않은 사람들의 수면 무호흡 증후군 빈도는 2.7%였습니다. 이 데이터로 수면 무호흡 증후군 환자의 코로나19 감염 위험이 무려 13.1배나 더 높은 것을 알 수 있습니다.

⏱ 질식 상태로 자고 있습니까? 무서운 수면 무호흡 증후군

수면 무호흡 증후군은 자는 동안 1시간에 15회 이상(중등도 이상) 호흡이 멈추는 병입니다. 중증이면 1시간에 60번이나 호흡이 멈춥니다. 즉, 1분마다 10초 이상 목이 졸리는 상황과 같습니다. 질식에 가까운 상태로 잠을 자고 있으므로 당연히 숙면을 취할 수 없습니다. 수면의 질이 나쁘고 자주 깨기를 반복하니 수면 부족으로 낮에 졸음이 쏟아지기 일쑤입니다. 숙면을 취하지 못하면 고혈압, 당뇨병, 심근 경색이나 뇌경색 등의 다양한 질병을 유발할

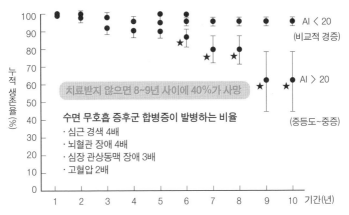

수면 무호흡 증후군의 치료 효과

대상: 전 연령

치료받지 않으면 8~9년 사이에 40%가 사망

수면 무호흡 증후군 합병증이 발병하는 비율
· 심근 경색 4배
· 뇌혈관 장애 4배
· 심장 관상동맥 장애 3배
· 고혈압 2배

AI < 20
(비교적 경증)

AI > 20

(중등도~중증)

누적 생존율 (%)

기간(년)

※출처: He, J., et al., Mortality and apnea index in obstructive sleep apnea.
Experience in 385 male patients. *Chest*, 1988, 94[1]:p.9~14.

수 있으니 중증 상태의 수면 무호흡 증후군을 치료하지 않으면 약
40%가 8~9년 안에 사망한다는 무서운 조사 결과도 있습니다.

수면 무호흡 증후군을 앓는 사람은 면역력도 떨어진다고 앞서
말한 바 있습니다. 미국에서 수면 무호흡 증후군 통원 환자와 일반
인을 비교했더니 환자군의 코로나19 감염 위험이 8배나 더 높았
다는 연구 결과도 발표되었습니다. 브레인슬립의 연구는 같은 인
구 구성 안에서 코로나19 감염자와 비감염자를 나누어 조사했기
에 더 현실적인 수치라고 말할 수 있습니다.

🕐 젊어도, 말랐어도, 여성이라도 요주의

"신종 코로나19 확진자의 약 70%가 젊고 마른 사람이고, 그중 40% 정도가 수면 무호흡 증후군을 가지고 있다."

이 온라인 조사 결과를 보고 깜짝 놀랐습니다. 보통 수면 무호흡 증후군은 '뚱뚱한 중년 남성의 질병'이라 여겼기 때문입니다.

코를 심하게 고는 것도 수면 무호흡 증후군의 특징 중 하나인데 연부 조직이 기도를 압박해서 호흡을 방해하여 생기는 현상입니다. 따라서 기도가 압박되기 쉬운 뚱뚱한 사람에게 많이 생기는 병이라 여겨졌지만, 동양인의 얼굴 골격은 납작하고 턱이 작은 편이라 상대적으로 기도가 좁은 경향이 있습니다. 그래서 외부 압박 없이도 좁은 기도로 인해 수면 무호흡 증후군에 걸리기 쉽습니다.

어린이, 젊은 사람, 여성, 마른 사람 상관없이 누구나 수면 무호흡 증후군에 걸릴 수 있습니다. 수면 무호흡 증후군은 다양한 질병을 일으키며 치료하지 않는다면 코로나19뿐만 아니라 독감도 걸리기 쉬우므로 증상이 의심된다면 병원 상담을 꼭 받기를 권합니다. ● 취침 중 치료용 마스크를 착용하고 기도가 협착되지 않도록 기계를 이용해 압력을 가하면 상당한 개선 효과를 볼 수 있습니다.

● 우리나라에서는 2018년 7월부터 수면 다원 검사 비용을 국민건강보험에서 지원하므로 수면 무호흡증이 의심된다면 병원의 진료를 받아보는 것을 권합니다.

코로나19와 수면의 관계가 궁금해요 Q

A 질이 나쁜 수면은 감염 위험을 확실히 높입니다

신종 코로나19나 독감은 감기 증상으로 끝나는 '운 좋은 경우'도 있고, 위독한 상태로 이어지는 '운 나쁜 경우'도 있습니다. 의사나 연구자의 역할은 '운 나쁜 경우'에 주목하여 예방하는 일입니다.

🕐 바이러스 항체가 뇌로 파고드는 '기면성 뇌염'

팬데믹과 관련하여 수면 의학 분야에서 가장 주목받고 있는 연구는 스페인 독감과 '기면성 뇌염'의 연관성입니다.

100년 전 대유행했던 스페인 독감은 세계를 뒤흔든 팬데믹이었기 때문에 종종 코로나19와 비교되는데 당시 세계 인구의 27%인 5억 명이 감염되었고 사망자는 1억 명이라고도 합니다. 같은 시기

유럽에서는 '기면성 뇌염'이 유행했습니다. 1917년에 오스트리아의 병리학자 콘스탄틴 폰 에코노모Constantin von Economo가 숨진 환자의 병리 해부를 중심으로 상세한 보고를 했기 때문에 '에코노모 뇌염Economo's encephalitis'이라고도 불립니다.

발열, 인후통, 두통 등 증상은 감기와 흡사하지만 낮에도 사물이 흐릿하거나 이중으로 보이고, 시도 때도 없이 계속 잠드는 과수면 증상으로 인해 밤낮이 바뀌곤 합니다. 또 후유증으로 파킨슨병이 발병한 사례도 있는데 스페인 독감이 유럽에서 유행한 약 4년 동안 500만 명이 파킨슨병에 걸렸고 그중 150만 명이 사망할 정도로 심각한 질병입니다.

당시에는 몰랐지만 그 당시 사망한 환자의 폐나 뇌 등의 조직을 보존했다가 이후 PCR 검사 등으로 조사해 보니 기면성 뇌염 환자는 확실히 스페인 독감에 감염된 상태였고 폐 등에서 독감 바이러스 또한 검출되었습니다. 그런데 뇌에서는 바이러스가 검출되지 않았습니다. 이 결과를 바탕으로 보면 기면성 뇌염은 바이러스가 뇌로 직접 침투해 염증을 일으키는 뇌염이 아니라 이른바 뇌증이라고 여겨집니다. 즉, 과잉 면역 반응으로 인해 뇌염 증상이 발생한 것입니다. 뇌증의 경우 바이러스에 대한 항체가 뇌로 스며들어 갔을 수도 있습니다. 조직의 보존 방법이나 검출 방법의 문제 때문에 결론을 내릴 수는 없지만 기면성 뇌염에서도 뇌와 뇌척수액에서 바이러스에 대한 항체가 검출되었다는 보고가 있습니다. 항체 생산 이외에도 자가 면역 반응을 일으키는 면역 세포도 있지만 뇌는 면역의 성역이므로 정상 상태에서 면역 세포나 항체가 뇌에 침입할 수 없습니다. 또한 PCR 검사를 통해 스페인 독감은 H1N1이라는 독감의 일종이라는 사실도 알게 되었습니다.

이러한 최근의 소견과 에코노모의 보고를 종합하면 독감으로 인해 과도한 면역 반응이 생겼고, 이 면역 반응으로 뇌의 시상 하부나 뇌간의 각성을 유지하는 부위가 선택적으로 파괴되었다고 보는 것이 타당하다고 생각합니다.

⏱ 뇌 보안 시스템이 파괴된다!

우리 몸은 혈관으로 연결되어 있습니다. 전국으로 뻗어 있는 고속도로처럼 영양이나 산소, 호르몬 등 모든 것이 혈액에 의해 전신으로 빠르게 배달되고, 또 필요 없는 것은 버려지고 있습니다. 그런데 뇌만큼은 얘기가 좀 다릅니다. 뇌에는 '혈액 뇌 관문(혈액 뇌 장벽)'이라는 장치가 있어 유해 물질 진입을 차단합니다. 불필요한 물질이 들어가지 않도록 엄격하게 제한하고 있다는 뜻입니다.

그런데도 앞서 말한 경우와 같이 기면성 뇌염 환자의 뇌에 독감 바이러스에 대항하는 면역 항체가 존재할 가능성이 크다는 것은 이 면역 항체가 혈액 뇌 관문을 뚫고 침투했음을 의미합니다. 면역 항체는 독감 바이러스에만 작용해야 하지만 뇌에 들어가면 독감 바이러스와 구조가 비슷한 뇌 조직이나 부위를 독감 바이러스로 인식해 공격하고 그 결과로 질환이 생길 수 있습니다.

기면성 뇌염 병원체는 현재까지 발견되지 않고 있습니다. 하지만 기면성 뇌염 환자의 대부분이 스페인 독감에 감염되어 특정 뇌염 증상을 보였으므로 기면성 뇌염은 독감으로 야기된 뇌증으로 설명할 수 있습니다. 뇌에서 독감 바이러스 면역 반응이 생겨 각성을 유지하는 부위를 선택적으로 파괴했다는 설이 주류입니다.

뇌에 바이러스 항체나 자가 공격성 면역 세포가 파고드는 '독감 뇌증'이라면 기면성 뇌염 역시 혈액 뇌 관문이 파괴되면서 생기는 병이라고 할 수 있습니다.

⏱ 수면 무호흡 증후군으로 시작되는 병의 도미노

기면증의 증상은 맹렬히 쏟아지는 졸음인데, 특히 낮 시간에 주로 발생합니다. 기면증 환자들에게는 각성을 전달하는 신경 전달 물질인 '오렉신'을 만드는 신경 세포가 줄어들어 있습니다. 기면증은 놀라거나 웃을 때 전신 근육에 힘이 빠지는 '캐터플렉시Cataplexy'●라고 하는 매우 기묘한 증상을 보이는데 이 역시 오렉신 결핍에서 비롯되며 이 경우 입면 때 환각을 보거나 몸이 마비되는 가위눌림 발작도 많이 발생합니다.

그렇다면 왜 오렉신을 만드는 신경 세포가 줄어든 것일까요? 최근 스탠퍼드대학의 연구나 그 외 다른 연구를 통해 밝혀진 결과에 의하면 주된 원인은 자가 면역 세포가 실수로 신경 세포를 공격하여 발생하는 자가 면역 질환입니다.

자가 면역 질환은 이식 거부 반응 등에 관계된 조직 적합성 항원HLA이라는 면역 세포의 혈액형 등 유전 요인에도 크게 좌우되며, 기면증 역시 특정 조직 적합성 항원을 가진 환자에게서 발병합니다. 하지만 이러한 유전 요인만으로는 발병하지 않고 이전에 진행된 감염이나 뇌 외상 등의 환경 요인에도 좌우됩니다.

흥미롭게도 2009년 돼지 독감이 유행했을 때 백신 접종자와 감염자 중에서 기면증 환자가 증가했습니다. 이 경우는 기면성 뇌염 발병 기전과도 관련이 있지만, 기면성 뇌염 증상에는 없는 낮 시간대의 심한 졸음이나 캐터플렉시, 가위눌림 발작이 나타난다는 점에서는 특발성 기면증과 거의 구별되지 않습니다. 이러한 발병 사

● 탈력 발작이라고도 부르며 감정적 자극에 의해 갑작스럽고 일시적인 근긴장 상실 상태가 발현하는 것을 말한다.

례는 역시 기면증 특유의 조직 적합성 항원을 가지고 있는 경우에 나타납니다. 즉, 돼지 독감이나 백신 접종에 의한 면역 반응으로 인해 전형적인 기면증이 발병할 수 있는 것으로 나타났습니다.

더 흥미로운 것은 돼지 독감이 스페인 독감과 같은 H1N1 유형의 독감이라는 사실입니다. H1N1은 자가 면역성 뇌증을 일으키기 쉽고 게다가 면역 반응은 시상 하부와 각성을 유지하는 부위를 공격하기 쉽습니다.

코로나19뿐만 아니라 감기도 그 자체의 증상은 대수롭지 않지만 연쇄적으로 위독한 질병으로 이어질 수 있기 때문에 '만병의 근원'입니다. 코로나19는 후각·미각 장애나 의욕 저하 등 중추 신경계 질환을 야기하기도 하지만 다행히 생명에 지장을 주는 뇌염이나 뇌증 등의 발병으로 이어지는 경우는 매우 드뭅니다.

전문적인 내용이라 무심코 설명에 힘이 들어갔지만 어려운 이야기는 제쳐두고 감기는 수면 부채나 수면의 질 저하가 원인이 되어 걸리고 질 나쁜 수면은 수면 무호흡 증후군과 크게 관련되어 있다는 것만은 기억해 두시기 바랍니다. '질병의 도미노 현상'이 일어나지 않도록 제대로 수면의 질을 높여 나갑시다.

미래의 수면 생활은 어떻게 바뀔까요 Q

A 겨울잠의 원리가 밝혀져 우주 탐험이
쉬워질 수도 있어요

이제까지 스스로 불면증이라고 믿는 '자칭 불면'이 의외로 많다는 점과 수면의 질을 높이기 위해서 '황금의 90분'이 얼마나 중요하며, 수면 무호흡 증후군이 얼마나 위험한지를 설명했습니다. 1교시에 익혀두어야 할 '수면의 기초 지식'은 거의 훑어본 것 같습니다. 면역과 뇌증, 과수면증 이야기는 조금 어려운 내용이었지만 2교시부터는 수면의 질을 높일 수 있는 방법을 알기 쉽게 설명하겠습니다.

"미래에는 잠을 안 자도 괜찮을까요?"

초등학생에게서 이런 질문을 받은 적이 있는데 그 답을 말하자면 '아마도 불가능하다'입니다. 하지만 미래의 수면은 크게 달라질 가능성이 있는데 그 열쇠를 쥐고 있는 것이 '겨울잠'입니다.

🕐 겨울잠에서 깨었다가도 다시 깊이 자는 다람쥐들

20세기 후반 스탠퍼드대학 연구원이 흥미로운 가설을 세웠습니다. "겨울잠의 기전을 해명할 수 있다면 수면 연구는 비약적으로 발전하지 않을까?"

겨울잠을 잘 때는 체온 저하나 심박수 감소 등 큰 변화가 일어나고 그 상태를 유지하므로 이때의 뇌를 자세히 살펴보면 특유의 변화와 그 변화가 일어나는 부위를 찾기가 어렵지 않습니다. 하지만 앞서 언급했듯이 수면 연구는 1950년대부터 시작된 비교적 새로운 학문이어서 아직까지 밝혀내지 못한 미지의 영역이 많습니다. 겨울잠의 원리와 정보 역시 잘 알려져 있지 않았습니다.

북미에서 흔히 보이는 꼬리가 풍성한 얼룩 다람쥐는 가을이 끝날 때부터 봄이 시작될 때까지 짧으면 1개월, 길면 3개월 정도 겨울잠을 자는 것으로 알려져 있습니다. 그래서 스탠퍼드대학에서는 겨울잠과 관련된 수면 연구를 위해 이 얼룩 다람쥐로 실험을 했습니다.

기분 좋게 웅크리고 겨울잠을 자는 다람쥐 몇 마리를 깨웠다가 다시 재웠습니다. 사람이든 다람쥐든 정상적인 수면을 취하고 일어난 후에는 '수면 압력'이라는 잠을 자고 싶은 욕구가 줄어서 다시 잔다고 해도 깊은 잠이 들지 않습니다. 수면을 취하면 수면 압력이 줄어들어 졸음을 방지할 수 있다고 알려져 있습니다. 반대로 기상, 즉 각성해서 하루를 보내다 보면 다시 수면 압력이 쌓여서 밤에 잠이 오게 됩니다.

다람쥐의 겨울잠이 인간의 수면 패턴과 같다면 겨울잠을 자고 난 뒤에는 잠을 자고 싶은 욕구가 줄어서 다시 자도 깊은 잠이 들지 않을 겁니다. 그런데 뇌파를 살펴보니 겨울잠에서 깨어났다가 다시 잠든 다람쥐의 수면의 정도는 매우 깊은 것으로 나타났습니다. 게다가 겨울잠 기간이 길면 길수록 단시간 수면을 했을 때처럼 수면 압력이 증가했습니다. 즉, 겨울잠은 수면과는 완전히 다르며, 지속적인 각성 수준 저하 및 대사 저하 상태라는 것이 판명되었습니다.

🕒 실험실에선 쥐도 겨울잠을 잔다

20년 전에 제출한 「수면과 동면(겨울잠)은 다르다」는 논문은 여러 번 기각되었습니다. 디멘트 교수의 연구진이 지금은 상식이 된 렘수면을 발견했을 때의 첫 번째 논문도 여러 번 기각되었는데 중요한 발견은 이런 취급을 받기 마련인가 봅니다. 지금은 겨울잠이 잠만 자는 행위가 아니라는 사실을 모두가 잘 알고 있습니다.

다람쥐는 겨울잠을 자기 위해 구멍을 깊이 파고 열매 등을 부지런히 모읍니다. 깨지 않고 잠만 자는 것이 아니라 가끔은 깨어 먹이를 먹고는 다시 자고, 먹은 만큼 배설도 합니다. 곰은 겨울잠을 자기 전에 미리 먹이를 충분히 먹어 지방을 축적하므로 겨울잠을 자는 동안 먹고 마시고 배설하진 않지만 역시 가끔 눈을 뜹니다.

수면과 겨울잠이 분명히 다르다는 사실은 2020년 쓰쿠바대학 사쿠라이 다케시 교수의 연구로 증명되었습니다. 본래 겨울잠 습성이 없는 쥐라도 시상 하부의 신경 세포군을 자극하면 인위적인 겨울잠을 자게 만들 수 있음을 발견한 것입니다.

다람쥐든 곰이든 쥐든 겨울잠을 자는 동안은 산소를 그다지 필요로 하지 않고, 저체온이 되어 대사가 떨어집니다. 쥐를 예로 들면 평상시 150bpm 정도의 심박수가 20bpm이 되고, 평상시 39℃의 체온이 20℃ 전후가 되는 겁니다. 이렇게까지 대사가 저하되면 어떤 형태이든 신체가 손상되어 후유증이 남지만, 겨울잠을 자고 깨어난 경우에는 문제없이 원래대로 돌아옵니다.

다람쥐나 곰과 달리 겨울잠을 자지 않는 쥐가 뇌의 신경 세포를 자극하자 겨울잠 상태(저대사 상태)가 되었습니다. 같은 부분을 자극해도 통상적인 수면 상태가 되지 않는 것으로 보아 분명히 겨울잠과 수면은 다른 것입니다. 다만 보통의 수면과 신경 세포의 연관 관계는 아직 완전히 규명되지 않았습니다.

🕐 겨울잠 자면서 화성 여행?

쥐도 외부 상황에 따라 행동 억제를 수반하는 자발적 대사 저하 상태, 즉 미니 겨울잠 모드가 가능하다면, 사람에게도 적용할 수 있을까요? 아직 미지수이지만 가능성이 제로는 아닙니다.

우리 조상들은 과거에 겨울잠을 자면서 강추위를 극복했을지도 모릅니다. 스페인 동굴에서 최근 발견된 30만 년 이상 된 인류 화석을 조사한 연구원이 놀라운 가설을 발표해 화제가 되고 있습니다.

연구에 따르면 초기 인간의 뼈를 관찰해 보니 1년 중 몇 달 동안 성장이 멈춘 상태였다는 것입니다. 만일 그렇다면 고대인들은 척박한 생활 환경에서 생존하기 위해 겨울잠을 잤을지도 모릅니다. 참고로 이 가설은 제기된 지 아직 얼마 되지 않았으므로 추후 기각될 가능성도 있습니다.

만약 인간도 겨울잠을 잘 수 있다면 인류의 미래는 크게 달라질 것입니다. 말하자면 컴퓨터의 절전 모드처럼 '시간을 멈추는' 일이 가능해지는 것이니 난치병으로 고생하는 사람들을 인위적인 겨울잠 상태로 만들어 새로운 약이나 수술법이 개발될 때까지 기다리게 할 수 있을지도 모릅니다.

2021년 9월에는 일론 머스크가 스페이스X 로켓으로 민간인 최초의 우주여행에 성공했고, 일본에서도 사업가 마에자와 도모사쿠의 우주여행이 화제가 된 바 있습니다. 우주여행 동안 겨울잠 상태를 만들 수 있다면 이동 거리 역시 늘어날 것입니다. 편도 400일이 걸린다는 화성까지의 이동도 부담 없이 다녀올 수 있을지 모릅니다. 겨울잠 덕분에 노화 문제에 따른 우려를 최소화할 수 있을 테니까요.

하지만 우주보다는 지구 쪽에 더 관심이 많은 제가 기대하는 것은 겨울잠이 수면의 수수께끼를 푸는 열쇠가 된다는 점입니다. 수면의 미래도 시간이 갈수록 변해갈지 모른다고 생각하니 마음이 설렙니다.

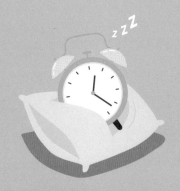

2교시

우선
'편안한 입면'부터!

Q 잠이 안 와서 힘들어요

A '각성 스위치'를 끕시다

좀처럼 잠들지 못해서 고민하는 사람은 많습니다. 업무 때문에 머리가 벅차다, 안 좋았던 일들이 자꾸 생각난다, 특별한 이유는 없지만 막상 자려고 누우면 잠이 오지 않는다 등, 이런 사람들은 과잉 긴장과 과잉 각성 상태가 지속되고 있는 경우가 많습니다.

낮에는 누구나 긴장하고 각성한 상태로 생활합니다. 그래서 일이나 공부, 복잡한 대화나 기기 조작도 할 수 있습니다. 예를 들어 부엌칼 같은 위험한 도구를 사용할 때나 위급한 상황에 처했을 경우 위험을 최소화하고 빠르게 대처할 수 있게 해줍니다. 말하자면 뇌와 몸의 각성 스위치가 'ON' 상태인 것이죠.

잠이 잘 오지 않는 사람은 이 스위치를 쉽게 끌 수 없어 이불 속에서도 깨어 있을 때와 같은 긴장과 각성 상태가 유지됩니다. 그래서 자고 싶은데도 잠이 오지 않는다고 하는 겁니다.

예술가 중에는 창작을 계속하다가 한계에 이르면 스위치를 켜둔 채 자고 이튿날 아침 눈을 뜨자마자 작업을 이어간다는 사람이 있는데, 매일 이렇게 살아간다면 삶의 질이 떨어지고 건강을 해치게 됩니다.

🕐 여러 요인의 조합으로 생기는 불면증

불면증은 완전히 해명되지 않았지만 생각할 수 있는 요인은 크게 세 가지로 나눌 수 있습니다.

1. 신체 질환이나 정신 질환에 수반되는 불면증
2. 약의 영향으로 인한 불면증
3. 생리적 또는 심리적 이유로 인한 불면증

불면증은 '증후군'이며, 모두 같은 원인에서 발생하는지 알 수 없고, 여러 요인이 복합되어 나타날 수 있습니다. 일상생활에 심각한 지장을 주는 불면증이 있다면 1번처럼 질병이 원인이거나 2번처럼 약이 관련되어 있을 수도 있고 세 가지 요인이 섞여 있을 수도 있으니 수면 전문의와 상담해 정확한 원인을 찾아봐야 합니다.

'잠이 잘 오지 않는다'는 것도 3번에 해당합니다. 3번의 생리적 또는 심리적인 이유가 생활에 영향을 미쳐 약간의 수면 장애를 일으키고 있는 경우에는 스스로 할 수 있는 개선책이 있습니다. 불면으로 고민하는 사람들 대부분은 3번의 요인을 갖고 있으므로 앞으로 소개할 몇 가지 방법을 시도해 보시기 바랍니다.

⏰ '각성 스위치'는 꺼지기 어렵다

우리 몸에는 긴장 상태를 만드는 다양한 각성 스위치가 존재합니다. 도파민이 대표적인 각성 스위치인데 긴급 사태나 의사 표현에 따른 각성에 관여하고 있다고 여겨지는 물질입니다. 잠들어 있어도 전화벨이 울리면 벌떡 일어나는 것은 도파민의 작용입니다.

노르아드레날린, 히스타민, 세로토닌은 도파민과 같은 '모노아민Monoamine'이라고 불리는 신경 전달 물질로, 이런 신경 세포들은 각성 시 활동이 증가합니다. 같은 모노아민 계열로 뇌의 청반핵에 많은 노르아드레날린 기시핵*은 각성뿐만 아니라 주의가 필요한 상황이나 일시적인 급격한 감정 변화 상태와 연관되어 있다고 밝혀졌습니다.

* 중뇌의, 대뇌각 안쪽으로부터 뇌로 나가는 안구 운동을 지배하는 뇌신경.

여기서 중요하게 봐야 할 것은 각성 스위치를 켜는 신경 전달 물질은 여러 가지인 데 반해, 스위치를 끄고 잠들게 하는 신경 전달 물질은 1~2개 정도로 극히 적다는 점입니다. 수면제로 사용하는 항히스타민제 복용 시 졸음이 오는 것 외에 주의력도 산만해지는 것을 보면 히스타민도 각성에 관여한다는 것을 알 수 있습니다.

완전한 각성이란 단순히 눈을 뜨고 있는 상태가 아니라 주변 상황에 주의를 기울이고 상황을 신속하게 판단하는 것까지를 의미합니다.

진화 과정을 생각하면 이해하기 쉽습니다. 옛날 인류는 천적들이 어디에서 공격할지 모를 위험한 환경에서 살았습니다. 그러니 위험 신호가 왔을 때 즉시 각성 스위치가 켜지지 않으면 맹수에게 잡아먹히고 맙니다. 해가 지기 전까지는 식량을 찾아 여기저기를 헤매 다녀야 했기 때문에 밤에는 각성 신경 세포들이 활동을 멈출 만큼 녹초가 되어 자연스럽게 잠이 들었습니다. 불도 없고, 어둠 속에서 즐길 수 있는 오락도 없었기 때문에 잠이 잘 오지 않는 일도 없었을 것입니다. 하지만 녹초가 되어 휴식이 꼭 필요한 상황에서도 긴급용 각성 스위치는 늘 켜진 상태였습니다. 이런 환경에서 각성 스위치를 완전히 꺼버리는 것은 불가능했습니다.

⏰ 스위치 오프 열쇠는 체온과 뇌에!

　인간이 입면할 때는 피부 내부의 혈류가 증가하여 몸 표면의 체온(얼굴이나 손발의 체감 온도=피부 온도)이 오르고, 이윽고 피부로부터 열을 발산하면서 심부 체온(몸 내부의 체온)이 내려갑니다. 각성 상태의 피부 온도와 심부 체온의 차이는 약 2℃이지만, 입면 시에는 심부 체온이 내려가서 1℃ 정도의 차이로 줄어듭니다.

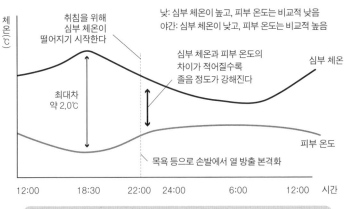

하루 동안의 체온 변화

체온(℃)

취침을 위해 심부 체온이 떨어지기 시작한다

낮: 심부 체온이 높고, 피부 온도는 비교적 낮음
야간: 심부 체온이 낮고, 피부 온도는 비교적 높음

심부 체온과 피부 온도의 차이가 적어질수록 졸음 정도가 강해진다

심부 체온

최대차 약 2.0℃

피부 온도

목욕 등으로 손발에서 열 방출 본격화

12:00　　18:30　　22:00　24:00　　　6:00　　　12:00　시간

심부 체온이 떨어지면 손발의 혈류가 늘어나 열 방출이 일어난다!

※출처: 『스탠퍼드식 최고의 수면』, K. Krauchi, and A. Wirz~Justice, Am J Physiol, 1994. 267:819~829.

다시 말해 심부 체온을 낮춰서 피부 온도와의 차이를 줄이는 것, 이것이 체온을 이용해 각성 스위치를 끄고 입면 모드로 들어가는 첫 번째 방법입니다.

각성 스위치를 끌 수 있는 두 번째 방법은 뇌를 릴랙스 모드로 바꾸는 것입니다. 잠이 잘 오지 않는다면 체온을 낮춰서 뇌를 편안하게 만들어봅시다.

Q 목욕과 샤워 중 어느 쪽이 더 잠을 더 잘 오게 할까요

A 시간대에 따라 다릅니다

욕조에 몸을 담그는 목욕을 좋아한다면 심부 체온을 낮추고 푹 잠들기 위한 스위치로 활용하면 좋겠습니다.

인간은 뱀이나 도마뱀과 달리 항온 동물이므로 심부 체온의 변동은 크지 않지만 낮에는 높고 취침 시 낮아집니다. 그렇다면 보통 따뜻한 물에 몸을 담그는 목욕은 수면에 역효과를 가져올 거라는 생각이 들겠지만 일시적으로 상승한 체온은 곧 내려갑니다.

예를 들어 따뜻한 물에 15분 정도 몸을 담그면 '뼛속까지 따뜻해진다'는 말 그대로 피부 온도도 심부 체온도 올라갑니다. 다만 너무 뜨거운 물이나 장시간 목욕은 금물입니다. 자극이 너무 강해서 교감 신경 스위치를 켜버리는 결과가 되기 때문입니다. 38~40℃의 미지근한 물에 15분 정도 몸을 담그는 것이 좋습니다.

천천히 체온이 올라가더라도 체온 상승은 몸에 위험 신호이므로 체온을 일정하게 유지하려는 항상성 Homeostasis이 작동합니다. 땀이 나고 손발을 통해 열을 방출하는 등의 활동으로 피부 온도와 심부 체온을 떨어뜨리기 시작합니다. 목욕 후 1시간 반에서 2시간 후 원상태로 돌아온 심부 체온은 더 내려가 피부 온도와의 차이가 1.7℃ 정도로 줄어듭니다. 이 타이밍에 잠을 자면 각성 스위치가 꺼져 입면 모드로 쉽게 진입할 수 있습니다. '황금의 90분'을 얻을 수 있는 것입니다.

⏱ 자기 직전의 목욕은 수면의 적

목욕 후 올라간 심부 체온이 원래대로 돌아오고 더 내려갈 때까지의 소요 시간은 대략 1시간 반에서 2시간입니다. 반대로 말하면 목욕 직후에는 심부 체온이 완전히 내려가지 않아 잠들기 어렵습니다.

취침 시간 직전에 목욕을 하는 것은 입면에 방해가 됩니다. 이때는 가벼운 샤워나 38℃ 정도의 미지근한 물에 단시간 입욕 후 자는 것을 추천합니다. 덧붙여서 아침 목욕도 목욕 후 1시간 반에서 2시간 후 졸음이 오므로 추천하지 않습니다. 하루를 시작해야 할 시간에 멍한 상태가 될 수 있기 때문입니다. 잠을 잘 자려면 시간 대에 따라 목욕과 샤워를 구분해서 하는 것이 정답입니다.

최근에는 사우나를 하면 잠이 잘 오고 숙면을 취할 수 있다는 얘기를 자주 듣습니다. 사우나 후에도 한 번 올라간 심부 체온이 피부의 열 방출에 의해 떨어지기 때문에 당연히 졸립니다. 유산소 운동을 하면 빨리 잠들 수 있고 숙면에 도움이 된다는 것도 널리 알려져 있습니다. 사우나는 유산소 운동은 아니지만 기분 좋은 피로감을 주고 자율 신경도 정돈되므로 수면에도 좋은 영향을 줄 수 있을 듯합니다. 그러나 사우나도 목욕과 마찬가지로 타이밍이 중요합니다.

Q 저녁 식사 후에 선잠을 자는 버릇이 있어서
정작 자야 할 시간에는 잠이 잘 오지 않아요

A 입면 시간과 장소는 고정해야 합니다

　수면 습관은 가능한 한 일정하게 유지하는 편이 좋습니다. 같은 시간에 자고 같은 시간에 일어나며, 가능하면 잠자는 장소까지도 일정한 환경이 바람직합니다. 왜냐하면 우리 몸은 하루 24시간 지구의 자전에 맞춰서 움직이는 하루의 리듬을 갖기 때문입니다.

　밤낮의 강약 조절, 체온의 변동, 취침 타이밍 같은 모든 것이 이 리듬에 맞춰 움직입니다. 안정되고 견고한 리듬을 형성하면 당연히 잠이 잘 오고 깊은 수면이 찾아옵니다. 가장 중요한 것은 체온의 리듬을 안정시키는 일입니다.

　규칙적인 생활을 하면 몸에 일정한 리듬이 생깁니다. 수면에 문제가 있다면 우선 정해진 시간에 잠을 자는 것부터 시작합시다. 인간의 고유 리듬은 자전 주기인 24시간보다 조금 길기 때문에 방심하면 리듬이 어긋나게 됩니다. 특히 코로나19 이후 재택근무를 하는 사람들은 이런 경향이 강합니다. 쉽지는 않겠지만 같은 시간에 자고 같은 시간에 일어나는 일상의 루틴을 지켜 건강한 하루 리듬을 만들고 유지하도록 합시다.

⏰ 선잠은 숙면이 될 수 없다

거실에서 잠이 든다면 밝고 시끄러운 장소이기 때문에 입면 직후의 '황금의 90분'을 갖기 어렵습니다. 조금 자고 나서 다시 침대에 들어가는 '선잠에 이어 다시 자기'에는 확실한 단점이 있습니다. 수면 압력이 높아 하룻밤 수면에서 가장 중요한 시간인 '황금의 90분'을 갖지 못하는 것인데, 이는 매우 안타까운 일입니다.

수면의 질을 평가하기 위해서 '6시간을 한 번에 자는 경우'와 '2시간씩 세 번으로 쪼개서 자는 경우'를 비교한 연구도 있습니다.

깊은 비렘수면은 입면 직후인 '황금의 90분'에 가장 많이 나오고, 이후에는 꿈을 꾸는 렘수면으로 바뀝니다. 그렇게 새벽까지 네다섯 차례 비렘수면과 렘수면이 반복되며 눈을 뜰 무렵에는 렘수면이 늘어납니다.

비렘수면의 누적 시간이 많을수록 깊이 푹 잔 것인데, 6시간 동안 계속 수면을 취한 경우와 6시간을 세 번으로 나누어 수면을 취한 경우를 비교하니 전자가 비렘수면의 누적 시간이 더 많았습니다.

침실에서는 자는 일 외에 아무것도 하지 않는 것을 원칙으로 정합시다. 독서나 스마트폰을 금지하는 겁니다. '침실은 자는 장소'라는 심리적인 습관을 들이면 입면하기 쉬워집니다. 이러한 행동들은 나쁜 습관을 제거하는 불면증 인지 행동 요법의 기본이기도 합니다.

자고 싶은데 도저히 잠이 안 와요 차라리 안 자는 게 나을까요 Q

A 졸음의 여부에 따라 대책을 달리해야 합니다

자고 싶은데 잠이 안 온다는 사람들은 크게 보면 두 가지 패턴을 가지고 있다고 생각합니다. 각각의 대책을 알려드리겠습니다.

🕐 패턴 1: 일이나 과제가 있어서 졸리지만 잘 시간이 없다

졸음이 온다면 자버립시다. 꾸벅꾸벅 졸면서 작업을 해도 효율이 떨어지고 실수도 늘어납니다. 반쯤 자는 상태로 일을 하는 것보다는 일단 수면을 취해 '황금의 90분'을 확보하여 피로를 푸는 것이 좋습니다.

구체적으로 설명하자면 졸음을 느꼈다면 아침까지 끝내야 하는 작업에 필요한 시간을 역산해 보고 가능하면 90~120분 후로 알람을 맞춰놓고 바로 자버리는 것입니다. 깊은 비렘수면으로 뇌와 몸을 제대로 보수하고 그 후에 나오는 얇은 렘수면 타이밍에 일어나는 것이 좋습니다. 이 방법은 평소에는 권장할 만한 것은 아니지만 마감 임박 등의 비상사태에 시도해 볼 만합니다.

⏰ 패턴 2: 자려고 침대에 누워도 왠지 잠이 오지 않는다

잠이 오지 않을 때 차라리 안 자면 어떻게 되냐는 질문도 많습니다. 이와 관련된 실험도 있는데 유명한 것은 디멘트 교수도 참여한 흥미로운 실험입니다.

1965년 '미국 남자 고등학생들이 기네스 불면 기록에 도전한다'고 현지 신문이 보도했고, 디멘트 교수는 연구를 위해 관찰 신청을 했습니다. 교수를 포함한 스태프들이 교대로 지켜보며 학생들이 졸면 흔들거나 말을 걸어 깨웠고 끝내 졸음을 참지 못하면 농구를 시키는 등 잠을 자지 못하게 적극 방해했습니다.

결과적으로 이 남자 고등학생들은 무려 11일 동안이나 자지 않았습니다. 그런데 도전 후반부로 갈수록 학생들은 혀가 꼬이고 말실수도 늘었고, 사소한 일에 짜증을 냈습니다. 환청이나 피해망상 증상을 보이는 학생도 꽤 생겼던 것 같습니다. 졸음이 심할 때는 단순한 덧셈도 틀렸습니다. 하지만 졸음이 오지 않을 때는 컨디션에 거의 영향이 없었고 교수와의 농구 게임에서도 이겼습니다. 실험이 종료된 다음 날은 14시간 40분을 잔 후 평소처럼 눈을 떴습니다. 즉, 인간은 강한 의지가 있으면 11일 동안 자지 않아도 다른 동물처럼 죽지는 않는다는 것이 밝혀졌습니다. 다만 개인차도 있으니 절대 따라 해서는 안 됩니다.

불면증 환자 중에는 신경질적인 사람도 많고, 자신의 수면 장애를 과대평가해서 죽을지도 모른다고 고민하고, 그래서 오히려 더 못 자는 사람도 많습니다. 저는 이 책에서 수면의 중요성을 강조하면서 좋은 수면을 취하지 않으면 건강을 해친다고 반복적으로 말하고 있지만 이런 사람들에게는 반대로 설명하기도 합니다. 앞에서 말한 고등학생들의 기록처럼 자지 않아도 죽지 않으니까 걱정할 필요가 없다고 말입니다. 이는 고전적인 정신 요법의 하나로 환자의 특성을 이해하고 불안감을 풀어주려는 방법입니다. 치료자로서 우유부단한 것이 아님을 강조해 둡니다.

잠이 오지 않을 때는 누워 있는 것만으로도 피로를 푸는 의미가 있습니다. 현대에 와서 수면의 기능이 그저 졸음이나 피로를 해소하는 것에 국한된 것이 아니며 눕는 것만으로는 수면의 모든 기능을 대신할 수 없다는 사실이 판명되었습니다. 이 역시 정도의 문제이므로 2~3일 극단적인 불면의 상태가 지속되더라도 크게 신경 쓰지 않는 것이 좋습니다.

반복해서 말씀드리지만 전문의의 진찰을 받을지 말지를 결정하는 요소는 수면 장애로 일상생활에 지장이 있는지 여부입니다. 우리는 잠을 자려고 사는 것이 아니라 낮 동안 건강한 컨디션으로 다양한 활동을 하기 위해 잠을 자는 것이라는 점을 다시 한번 강조합니다.

입면에 좋은 습관은 무엇인가요 Q

A 자신에게 맞는 습관을 조합하여 '긍정 루틴'을
만들어 보세요

"음악을 들으면서 자도 될까요?"

"라벤더 향이 불면증에 좋다고 들었는데 사실인가요?"

강연회에서 받는 질문은 대체로 비슷합니다. 수면에 좋은 습관
을 물어보는 것이 대부분입니다. 하지만 저는 어떤 방법이 좋다,
나쁘다고 단정하지 않습니다. 설령 근거가 있다고 해도 뇌가 릴랙
스되는 조건은 '사람마다 다르기 때문'입니다.

⏰ 심리학을 응용한다! '입면에 나쁜 습관'을 배제하는 인지 행동 요법

뇌의 릴랙스를 위해 심리학의 인지 행동 요법을 도입하면 어떨

까요. 이 방식은 실제로 수면 장애 치료에도 사용되고 있습니다. 인지 행동 요법은 쉽게 말해서 사고나 행동의 버릇이 되는 나쁜 습관을 버리고 좋은 습관으로 대체하는 것입니다.

전형적인 나쁜 수면 습관은 침실에서 잠이 달아나는 행동을 하는 것입니다. 침대에서 스마트폰이나 텔레비전을 보거나 독서를 하는 행동을 계속하면 '침실에 들어가도 안 자도 된다'는 생각이 들고 잠을 쫓으며 딴짓을 하는 나쁜 습관이 몸에 배어버립니다.

졸리지 않은 상태에서 침실에 누우면 아무래도 딴짓을 하게 되니 차라리 졸릴 때까지는 침실에 가지 않기로 정하고 '침실은 잠만 자는 곳'이라고 스스로에게 인식시키는 것이 좋습니다.

⏰ '좋은 입면 습관'은 과거의 성공 패턴으로 만든다

수면 장애는 심리적·외적·신체적 요인으로 발생한다고 알려져 있습니다. 실내 온도, 이불이나 베개와 같은 외적인 수면 환경을 개선함과 동시에 심리적인 면도 개선해 나갑시다.

"음악을 들으면서 자도 괜찮습니까?"라는 질문에 대한 대답은 그렇게 해서 숙면을 취한 경험이 있다면 "Yes"이고, 신경이 쓰여서 잠을 잘 자지 못한 경험이 있다면 "No"입니다. 결국 개인의 취향에 달려 있다는 소리입니다.

　저는 제가 좋아하는 만담을 작은 소리로 틀어놓고 자는 습관이 있습니다. 이것이 저의 '잘 자는 성공 패턴'이기 때문에 좋은 입면 습관이 된 것입니다. 최근에는 유튜브에 음성만 제공되는 만담이 많이 업로드되고, 대부분이 '수면용'이라는 제목이 붙어 있는 것을 보면 저와 같은 수면 습관을 가진 사람들이 꽤 많은 듯합니다.

　모차르트 음악이 잠을 불러오는 데 좋다는 연구도 있고, 릴랙스 효과가 있는 음악을 이용하면 잘 잠든다는 보고도 있습니다. 이것은 진동의 영향이라고 볼 수 있습니다. 개울물 소리, 파도 소리, 모닥불 타는 소리, 벌레 소리 등 자연계의 많은 현상에는 진동이 있습니다. 특히 '1/f 진동'이라고 불리는 진동은 예측할 수 없는 불규칙한 진동으로 '규칙적인 소리'와 '불규칙하고 반복되는 소리'가 조화를 이룬 상태라고도 할 수 있습니다.

　진동에 몸을 맡기면 뇌가 편안해지기 때문에 취침 전에 들으면 잠이 잘 올지도 모릅니다. 모차르트의 악곡에도 '1/f 진동'이 포함되어 있습니다. 다만 음악은 선율은 물론이고 음질, 리듬, 강약이나 속도 등으로 구성되어 있으므로 꼭 진동만이 아니라 자신이 잠들기 쉬운 것을 선택합시다. 아무 소음도 없는 고요한 상태에서 잠드는 습관을 가진 사람이라면 음악을 듣는 것이 역효과를 가져올 수도 있습니다.

🕐 성공 패턴을 조합하여 '긍정 루틴'을 만든다

- 입면 때 듣는 소리(음악, 만담, 파도 소리, 무음 등)
- 입면 때의 향기(라벤더, 비누, 무취 등)
- 입면 전의 음료(허브차, 보리차, 물 등)
- 입면 전의 행동(잠옷 갈아입기, 스트레칭, 요가, 일기 쓰기 등)

괄호 안은 모두 저의 성공 패턴이지만 누구에게나 맞는 방법은 아닐 것입니다. 자신만의 긍정적 루틴을 만드는 것이 중요합니다.

긍정적인 루틴으로 휴식을 취하면 뇌의 스위치를 끌 수 있습니다. 수면에서 신기한 점은 플라시보 효과입니다. 수면제 임상 실험에서 가짜 약이 수면제와 다르지 않을 정도로 효과를 가져오는 경우가 있습니다. 즉, 효과가 있다고 믿고 실행하면 본래의 효과와 더불어 상승효과를 얻을 수 있는데 이것이 지금부터 말하고자 하는 '긍정 루틴'입니다.

사람에 따라서는 신경질적이 되어서 특정 행동을 하지 않으면 잠을 잘 수 없다고 믿는 '부정의 부정 루틴'을 하는 사람도 있습니다. 하지만 뭔가를 크게 신경 쓴다는 것은 릴랙스와 반대의 상태이므로 부정의 부정 루틴은 추천할 수 없습니다.

🕒 수면을 돕는 슬립테크

현재 세계적으로 '슬립테크' 시장이 급성장하고 있습니다. 슬립테크는 IT나 AI 등 새로운 기술을 활용해 수면을 모니터링하고 분석하여 개선하는 서비스나 제품입니다. 이런 기능을 가진 앱이나 스마트워치 등을 활용하는 것도 루틴을 만드는 데 도움이 될 수 있습니다. 미국에서는 사용자에 따라 개별화된 불면증 인지 행동 요법 앱도 급속히 확산하고 있습니다. 관련 앱 등이 아직 널리 사용되지는 않지만 앞으로 슬립테크 관련 시장은 점차 성장할 가능성이 큽니다. 때때로 검색해 보고 자신에게 맞다고 여겨지는 방법이 있다면 시도해 보는 것도 수면 장애를 해결하는 하나의 방법이겠습니다.

'수면에 효과적인 향'은 과학적으로 증명된 것인가요 Q

A 과학적이라기에는 애매하지만 인간의 후각은 미각보다 4배 더 민감합니다

주로 여성이 생활에 향을 많이 활용하는데, 다양한 효능의 아로마 오일이나 향초, 베개에 뿌리는 필로우 미스트 같은 제품도 개발되어 있습니다. 이 가운데서 향초는 화재 우려 때문에 입면 아이템으로는 추천하지 않지만 과거에 효과를 본 적이 있다면 화재에 주의하면서 긍정 루틴화해도 좋습니다.

과학적 근거로 보면 향이 수면에 미치는 효과를 확실히 단언할 수 있을 정도의 데이터는 없습니다. 뇌를 릴랙스하게 만드는 효과가 있다고 해도 연구나 논문을 종합적으로 검증하고 편견이 발생하지 않도록 다시 판단하는 '메타 분석'을 거칠 필요가 있는데 현재로서는 어떤 향이든 입면에 효과가 있다는 사람이 30% 정도, 반대의 경우가 10% 정도로 나온 결과들이 많습니다.

좋은 효과를 볼 수 있다고 주장하는 사람이 더 많다고 해도 '이

향이라면 모든 사람이 입면하기 쉬워진다'고 단정할 수 없으며 개인차가 크다는 것입니다.

⏰ 혀보다 코가 더 민감한 이유

지금까지 향기 요법을 시도해 본 적이 없다면 라벤더 등 효과가 있다고 여겨지는 향 몇 가지를 시도해 보고, 나에게도 효과가 있다고 생각된다면 수면의 긍정 루틴으로 도입해도 좋습니다. "과학적으로 증명되지 않았는데 왜?"라고 생각할 수도 있겠지만 사실 향기는 우리가 생각하는 것보다 훨씬 더 영향력이 큽니다.

미각과 후각은 비슷한 수용체이지만 인간의 맛 수용체가 100개 정도인 데 비해 냄새 수용체는 400개입니다. 맛보다 향이 4배나 느끼기 쉽고 정보량도 다양하다는 의미입니다.

감기나 꽃가루 알레르기로 후각 기능이 떨어지면 맛을 잘 느끼지 못합니다. 최근 판명된 사실인데, 유럽인과 미국인 가운데 '고수를 못 먹는 사람' 중 상당수는 실은 미각이 아니라 후각 수용체에 변이가 있었기 때문이라고 합니다.

고수를 씹었을 때 맛이 아니라 그 냄새에 거부감을 느꼈던 것입니다. 맛보다 독특한 향 때문에 먹기 힘들다는 것은 향기 수용체가 그만큼 민감하다는 방증입니다.

⏱ 향기는 뇌에 직접 도달한다

무언가를 먹을 때의 미각이나 무언가를 만질 때의 촉각은 혀나 피부 등의 '감각 기관'을 통해 몸 속에 들어가서 뇌로 전달됩니다. 초콜릿이라면 혀의 맛봉오리에 있는 맛세포가 당분의 화학 물질을 포착해 뇌간부에 입력되고, 시상을 중개해서 대뇌 피질 체성 감각 영역(미각 영역)으로 들어가는 전달 경로를 통해 '달콤함'이라는 정보를 뇌에 전달합니다.

청각도 촉각도 시상을 경유합니다. 그런데 후각만은 코 안의 '후각 세포'에서 시상을 거치지 않고 뇌신경인 후구를 통해 직접 대뇌 피질 후각 영역(전두 안와 영역)으로 전달됩니다. 말하자면 향기는 직접 뇌에 도달한다는 뜻입니다.

그중 일부는 기억과 관련된 해마로도 연결되어 있습니다. 게다가 페로몬 등을 감지하는 부후각계도 있어서 감정에 관계된 편도체를 통해 시상 하부에 도달합니다. 전두 안와 영역은 여러 감각에 관여하는 부위이기도 하며, 냄새 정보는 뇌의 다양한 부위에서 해석되어 사고나 감정, 행동이라는 형태의 반응을 불러일으킵니다.

후각은 먹이를 찾거나 외부의 적을 탐지하는 등 생존에 필요한 중요한 시스템입니다. 시각이나 청각은 수면 중에 이른바 시상 게이트가 폐쇄되면서 차단됩니다. 폐점하여 셔터를 내린 가게처럼 셧아웃한 상태인 것입니다. 그에 반해 후각만은 '셔터가 반쯤 닫혔지만 아직 영업하고 있는 상태'가 아닐까 여겨지고 있습니다.

이처럼 후각은 다른 감각계와는 다른 성질을 가지며 향기가 잠에 미치는 영향은 아직은 미지의 영역이기 때문에 의외의 가능성을 내포하고 있을지도 모릅니다.

자기 전에 스마트폰을 보면 절대 안 되나요 Q

A 스마트폰의 블루 라이트 정도는 그리 걱정할
필요가 없지만 그 외에도 단점이 있습니다

한 회사의 조사에 따르면 침대에서 스마트폰을 보다가 곁에 두고 자는 30~40대가 70~80%나 된다고 합니다. 어릴 때부터 스마트폰에 친숙한 세대가 자라나는 미래에는 더 많아질 것입니다. 한밤중에 재해가 일어나거나 긴급 연락이 올 경우에 대비해야 하고, 잘 때까지 시간을 때우고 싶기도 하고, 알람 기능 때문에 곁에 두고 잔다는 사람도 많을 것입니다.

스마트폰을 몸에서 떼지 않는 시대이다 보니, 현대 사회에서는 '입면을 위해 스마트폰 침실 반입 금지'를 실천하기는 다소 어렵지 않을까 생각됩니다.

🕐 블루 라이트의 영향은 피할 수 있다

PC나 스마트폰의 블루 라이트가 수면을 방해한다는 주장은 블루 라이트의 강한 자극이 멜라토닌의 합성과 분비를 억제한다는 데서 나온 말입니다.

우리 몸은 아침에 밝아지면 교감 신경이 우위에 있는 활동 모드가 되고, 밤에 어두워지면 부교감 신경이 우위인 릴랙스 모드가 됩니다. 이 전환은 체내 시계의 작용에 따른 것으로 식사나 망막으로 들어오는 빛에 의해 조정되고 있습니다.

태양광에는 블루 라이트를 포함한 모든 파장의 빛이 포함되어 있어 백색광이라고 불립니다. 그중에서도 짧은 파장의 블루 라이트는 망막에 존재하는 시각과 무관한 수용체를 자극하여 다양한 효과를 나타내는 것으로 여겨지고 있습니다. 그중 하나가 멜라토닌 분비 억제입니다. 멜라토닌은 해가 지고 어두워지면서 입면하기 3~4시간 전 시간대에 분비되는 호르몬으로 수면과 체내 리듬 조절에 중요한 역할을 합니다.

멜라토닌이 억제되면 우리 몸은 '아침의 각성 모드'라고 판단하기 때문에 체내 시계가 틀어지게 됩니다. 따라서 블루 라이트는 낮이나 작업 시에 쬐면 각성에 작용하여 작업 효율을 올리지만 취침 전이나 취침 중에는 좋지 않습니다. 여기까지는 널리 알려진 이야기이므로 아시는 분도 많을 것입니다.

10년도 더 전에 스탠퍼드대학의 학생이 저를 방문했습니다.

"블루 라이트 파장을 줄여주는 필터를 개발했습니다. 스마트폰 앱으로 제공하면 수면에 효과가 있을 것 같은데 수면 실험실에서 시도해 보시겠어요?"

멜라토닌 분비에 영향을 주는 파장은 특정되어 있으므로 그 파장의 광량을 줄일 수 있다면 재미있겠다고 생각돼서 당장 시도하자고 응했지만 며칠 후 그 학생은 실망한 얼굴로 다시 찾아왔습니다.

"이미 같은 앱을 개발한 기업이 있었습니다."

블루 라이트 차단 필터는 당시에는 매우 고가여서 상품화하면 엄청난 대성공이라고 기대한 것 같아 안쓰러웠습니다. 그런데 지금은 물리적인 필터 없이도 그 학생이 개발한 것처럼 발광 특성만 바꿔 블루 라이트를 차단할 수 있는 기술이 보편화되었고, 신형 스마트폰에는 표준으로 탑재되어 있습니다. 필터는 저렴해졌고, 필름도 쉽게 구입할 수 있으며, 블루 라이트 차단 안경도 널리 시판되고 있습니다.

즉, 스마트폰을 '야간 모드'로 전환하거나 블루 파장을 억제한 전구, 안경 등을 이용하면 블루 라이트는 얼마든지 피할 수 있는 시대입니다. 필요 이상으로 블루 라이트를 두려워한다면 다소 낡은 정보 때문이라고 할 수 있겠습니다.

🕐 스마트폰이나 머리맡의 불빛은 수면에 영향이 없다

 빛이 생체에 미치는 효과는 조도*, 조사(照射) 시간, 조사 타이밍, 빛의 파장으로 규정합니다. 블루 라이트를 차단하는 필터가 없더라도 스마트폰의 광량은 적기 때문에 그 빛이 멜라토닌 분비를 강하게 억제할 정도는 아닙니다.

 또 잘 때는 캄캄한 환경이 좋은지, 불을 밝게 켜두는 것이 좋은지에 대한 질문도 자주 받지만 역시 취향의 문제입니다. 캄캄한 것을 좋아한다면 상관없지만, 반대로 캄캄하면 불안해지는 사람도 있습니다. 한편 취침용 조명 정도라면 전혀 신경 쓰이지 않고 수면도 방해받지 않는다는 사람도 있습니다.

 자신이 잠들기 쉬운 밝기를 긍정 루틴에 추가합시다. 빛이 시야에 직접 비추지 않도록 간접 등을 사용하거나 한밤중에 화장실 이용 시 위험하지 않도록 발밑을 비추는 풋라이트를 사용하는 것도 좋습니다.

 ● 광원이 대상물을 비추는 밝기 정도

⏰ 뇌를 긴장시키는 '정보'를 피한다

저도 야간 모드 기능으로 블루 라이트를 차단한 컴퓨터를 침대에 가져가는 경우가 있지만 취침 전에 메일은 보지 않는 것을 원칙으로 하고 있습니다. 답장 하나만 쓰고 자려고 하다가 계속하게 되고, 관련 현안을 생각하기 시작하면 이미 각성 스위치가 켜져 뇌가 활동 모드가 되어버리기 때문입니다. 게다가 기분을 상하게 하는 단 한 통의 메일로 아침까지 잠을 이루지 못할 수도 있습니다.

스마트폰으로 세계 풍경의 동영상을 보면서 편안하게 잘 잠들 수 있다면 문제없지만 아무리 좋아해도 자극이 되는 행동은 하지 맙시다. 밤중에 눈을 떴을 때 스마트폰을 보느라 잠을 달아나게 한다거나, 아침에 눈을 뜨자마자 유튜브 등을 보느라 침대에서 바로 일어나지 않는 행동을 하는 것은 건강하지 못한 생활 패턴이므로 조심해야 합니다.

⏰ 스마트폰이나 텔레비전 이용 시 '타이머'를 활용한다

앞서 수면 중에는 후각 이외의 청각이나 시각은 '감각 차단' 상태이므로 소리나 빛이 들어오지 않도록 폐쇄된다고 말씀드렸습니다. 특히 '황금의 90분' 비렘수면 때는 셔터가 완전히 닫힌 상태입니다.

그러나 그 이후 렘수면과 비렘수면이 여러 차례 반복되면서 수면의 깊이도 변화합니다. 얕은 렘수면일 때 켜둔 룸라이트의 불빛이나 틀어놓은 음악이 조금 열린 셔터 사이로 우연히 새어 들어오는 경우도 있습니다. 이때 스마트폰 등을 보려고 하면 잠에서 완전히 깨어버립니다. 음악이나 동영상을 즐기면서 잠들길 원한다면 자다가 깼을 때 자극을 최소화하기 위해 종료 타이머를 활용하는 편이 좋습니다.

가능하면 취침 전에는 스마트폰 사용이나 TV 시청 같은 뇌에 각성 자극이 되는 행동은 피하기를 권합니다.

자율 신경을 가다듬으면 잠이 잘 온다고 하는데 구체적으로 어떻게 해야 하나요 Q

A 눈이나 목 부위를 따뜻하게 해보세요

자율 신경의 중요성은 최근 널리 알려지게 되었습니다. 이미 말했듯이 자율 신경은 호흡, 심박, 체온 등을 조절하는 기능을 하기 때문에 틀림없이 수면과도 큰 관련이 있습니다.

'자율 신경을 가다듬는다'는 말은 '두 종류의 자율 신경이 잘 교대하도록 만드는 일'이라고 바꿔 말할 수 있습니다. 즉, 활동하는 아침부터 낮 동안에는 교감 신경이 우위가 되고, 저녁부터 밤 동안에는 부교감 신경이 우위가 되는 것을 말합니다.

🕐 수면을 위해 부교감 신경을 우위로 한다

큰 소리, 강한 빛, 너무 강한 냄새, 지진 등의 흔들림, 자극이 강한 정보, 격렬한 운동 등 입면에 방해가 되는 것은 모두 교감 신경이 우위인 '각성 모드'가 되도록 재촉합니다. 반대로 말하면 이러한 자극을 피하면 부교감 신경이 우위인 '릴렉스 모드'가 됩니다.

부교감 신경이 우위일 때는 심박수나 호흡은 느려지고 혈관이 확장되어 혈압이 떨어집니다. 의도적으로 부교감 신경을 우위에 두기 위해서 소리, 빛, 향 등을 연구하고 있지만 가장 손쉬운 방법은 눈 주위나 목을 따뜻하게 해서 혈관을 확장시키는 것입니다.

부교감 신경 다발인 미주 신경은 목 주변 피부와 가까운 곳을 지나가기 때문에 목을 따뜻하게 하면 부교감 신경에 영향을 주어 우위가 될 수 있습니다. 눈 주위를 따뜻하게 하는 것도 삼차 신경 등의 뇌신경을 통해 부교감 신경이 우위가 될 수 있는 방법이라고 보고되고 있습니다. 격렬한 운동이나 지나친 고온 목욕은 교감 신경의 활동을 높여 입면 준비까지 많은 시간이 소요되므로 권장하지 않습니다.

미지근한 물로 목욕하는 것은 부교감 신경을 자극하고 릴렉스 효과도 있습니다. 목욕만으로는 잠들기 어렵다면 입면 루틴으로 눈이나 목 주위를 따뜻하게 해보기를 권합니다. 따뜻한 타월로 10분 정도 데우는 것도 좋고, 눈을 따뜻하게 해주는 안대 등 시판 제품을 사용해 보는 것도 좋습니다. 모두 어느 정도의 입면 효과를 기대할 수 있으나 단시간만 사용하길 추천합니다.

GABA는 수면에 효과가 있나요 Q

A 작용 기전이 밝혀지지 않은 부분도 있습니다

수면에 도움이 되고 스트레스를 완화하는 등의 효능이 강조되어 최근 GABA(가바)를 포함한 보충제나 과자가 많이 판매되고 있는 것 같습니다. 이 용어를 들어본 사람들은 많겠지만, 정작 GABA가 뭐냐고 물어보면 내용을 정확히 이해하는 사람이 그리 많지 않습니다.

🕐 GABA는 최신의 입면 스위치가 아니다

GABA는 원래 인간의 뇌 조직에 존재하는 '감마 아미노부티르산 γ-aminobutyric acid, GABA'이라는 신경 전달 물질입니다.

앞에서 각성 스위치를 켜는 신경 전달 물질은 도파민 등 여러 종류가 있지만 각성 스위치를 끄고 잠들기 위한 신경 전달 물질은 1~2가지 밖에 없다고 말씀드렸는데 GABA가 그중 하나입니다. 단, GABA를 섭취하면 편안하고 졸리다고 믿는 사람에게는 미안하지만 섭취한 GABA가 뇌 안으로 들어가 입면 스위치를 누른 것인지는 알 수 없습니다.

감마 아미노부티르산은 억제계 신경 전달 물질로서 우리가 잠든 사이 각성 스위치를 켜는 신경 전달 물질이 활동하지 못하도록 제동을 거는 역할을 합니다. 초등학교 교실에서 너무 에너지가 넘치는 아이를 "지금은 조용히 있어야 해"라고 억제하는 역할을 하는 아이가 GABA입니다.

다만 GABA 신경은 뇌 안 곳곳에 존재하며 수면이나 진정 이외의 역할도 합니다. 각성 중에 활동성을 높이는 GABA 신경도 있습니다. 수면과 관련된 GABA 신경의 효과만 강화해서 개발된 것이 진정형 수면 유도제인데 그렇다고는 해도 여러 가지 부작용이 나타납니다.

또한 코로나19와 면역에 관해 설명한 바와 같이 아미노산이나 아민 등의 신경 전달 물질은 '혈액 뇌 관문' 때문에 뇌 내부로 들어갈 수 없습니다.

이런 이유로 경구로 섭취한 소량의 GABA가 뇌로 들어가 '입면 스위치를 누른다'고 보기는 어렵습니다. 하지만 뇌에 작용하지 않더라도 말초신경에 작용해서 긴장을 완화하는 효과를 낼 수는 있을 듯합니다.

당연히 시판되고 있는 제품은 엄격한 심사를 거치므로 안전성은 확보되어 있습니다. 또한 식품이나 보충제에 포함된 GABA는 소량입니다. 과거에 시도한 적이 있고 효과를 느꼈다면 GABA 보충제나 식품을 긍정 루틴에 도입해도 좋다고 생각합니다만 아직 해명되지 않은 부분이 많은 것이 현실입니다.

수면제를 먹어도 될까요 Q

A 부작용의 위험성도 알아둡시다

수면제에 대해 설명하기 전에 알려드리자면, 수면 연구자들에게 GABA는 보충제나 식품이라기보다는 오히려 수면제와 관련된 물질로 더 친숙합니다.

뇌에는 수면의 도입이나 진정, 항불안, 근 이완과 관련된 수용체인 벤조디아제핀 수용체benzodiazepine receptor가 있습니다. 이 벤조디아제핀 수용체는 GABA 수용체 위에 존재하며 GABA의 기능을 조정합니다. 좀 어려운 부분이어서 죄송하지만 GABA는 내인성 물질로 평소 수면의 도입이나 진정, 항불안, 근 이완 등의 조절을 담당하고 있습니다.

외인성 화합물에 의해 벤조디아제핀 수용체가 자극되면 연동된 GABA 수용체도 자극되어 GABA(감마 아미노부티르산)의 효과를 높이고 각성하는 데 강하게 제동을 겁니다. 다양성을 지닌 GABA

신경에서 수면 GABA 친구만 응원할 수 있다면, 수면 GABA 친구가 더 열심히 "자, 애들아, 조용히 하자!"고 호소하게 됩니다.

벤조디아제핀은 원래 항불안제였는데 이를 복용하면 졸음이 오는 것이 판명되었고, 입면 작용이 강한 부분을 특화시켜서 수면제로 썼습니다. 항불안제에는 원래 진정 작용, 근 이완 작용(어깨 결림이나 목 통증 완화에 효과가 있음), 항경련 작용 등이 있는데 이런 효과들은 수면이라는 측면에서 보면 오히려 부작용이 될 수도 있습니다. 그래서 수면 유도 작용이 더 강하면서 다른 작용은 약한 약이 개발되었습니다. 대표적인 것이 비벤조디아제핀계 수면제입니다.

🕐 벤조디아제핀계, 비벤조디아제핀계 수면제는 어떻게 다른가?

결론부터 말하면 화학 구조는 다르지만 작용 기전은 같습니다. 벤조디아제핀계 항불안제 개발 시대에는 벤조디아제핀계 약제로 작용하려면 벤조디아제핀 고리(벤조디아제핀 구조)가 필요하다고 여겨졌습니다. 때문에 이름도 벤조디아제핀이 된 것입니다. 이 벤조디아제판을 수면 유도제 개발에 활용하면서 부작용(근육 이완이나 건망증 등)을 줄이려는 시도가 이루어졌지만 벤조디아제핀은 아무래도 부작용을 유발합니다.

이후 벤조디아제핀 구조를 가지지 않은 수면 유도제가 개발되어 비벤조디아제핀계 수면제(시판명 마이스리, 아모반, 르네스타 등)로 명명되었습니다. 하지만 작용 기전은 기존 수면제와 같아서 부작용을 경감하는 데 도움이 되긴 했지만 부작용이 전혀 없진 않습니다. 기존 수면 유도제의 심각한 문제로 지목되는 약물 의존성이나, 고령자의 휘청거림, 낙상 등은 결코 해결된 것은 아닙니다.

항불안제로서 벤조디아제핀 약제가 개발된 것은 1950년대입니다. 그런데 벤조디아제핀 약제 개발 이전에 사망한 사람의 뇌를 살펴보니 희한하게도 뇌 안에 벤조디아제핀의 흔적이 있었다고 합니다. 과학자들은 현재 두 가지 가능성을 찾고 있습니다.

1. 식물 기반의 식품 등에 벤조디아제핀과 같은 물질이 포함되어 있어, 이를 섭취하면서 불안이나 불면을 억제했던 것은 아닐까?

2. 체내에 벤조디아제핀과 같은 물질이 존재하는 것은 아닐까?

1번의 경우라면 새로운 보충제나 기능성 약품의 개발로 이어질지도 모릅니다. 2번의 예로는 엔도르핀의 발견이 있습니다. 과거 식물 유래 모르핀이 왜 강한 진통 작용을 갖는지 궁금증을 가진 연구자가 있었습니다. 시행착오를 거듭한 결과 몸 안에서 만들어지는 모르핀과 유사한 물질을 발견하고 엔도르핀(내인성 모르핀)이라고 이름 붙였습니다. 그 후 이 발견은 마취 기전의 해명이나 마취·진통제의 개발에 크게 공헌했습니다. 실제로 엔도제핀(내인성 벤조디아제핀과 유사한 물질)을 발견했다는 논문도 존재하며, 일부 수면 연구자들은 내인성 벤조디아제핀과 유사한 물질의 과잉으로 인해 모종의 과면증이 생기는 것은 아닌지도 고려하고 있습니다.

⏰ 노인들이 주의해야 할 부작용 '휘청거림, 건망증, 섬망'

앞서 GABA는 내인성 물질로서 평소 수면 유도나 진정, 항불안, 근 이완 등의 조절을 담당하고 있다고 이야기했습니다. 문제는 GABA가 반드시 수면에만 관계하는 것이 아니라는 점입니다. 벤조디아제핀은 GABA의 기능을 조절하는 항불안제와 항경련제로도 사용되며 근육을 이완시킵니다.

그래서 입원 중에 일시적으로 수면제를 투여받은 노인이 근 이완이나 그로 인한 부작용인 운동 실조로 인해 한밤중에 화장실에 가려고 일어서다가 넘어져 골절되는 일도 발생할 수 있습니다. 건망증이나 섬망, 일시적인 기억 장애와 같은 부작용도 고령자에게서 많이 보고되고 있습니다. 다른 질환으로 입원한 고령 환자에게 위험성을 충분히 설명하지 않고 수면제를 투여하면 낙상으로 인한 골절이 발생하거나 퇴원 후 약 없이는 잠을 못 자는 경우가 생길 수 있다는 점은 걱정스러운 대목입니다. 잠이 오지 않아서 처방받은 약 때문에 자리보전 상태라도 되어버리면 심각한 문제가 아닐 수 없습니다.

또한, 수면 유도제의 도움으로 잠을 잘 수 있게 되어서 약을 끊었는데, 약을 끊으면 다시 잠을 잘 못 자게 되는 '반동성 불면'도 문제입니다. 수면제에 의존성이 생겨 발생하는 문제인데 이것이 반복되면 복용량이 늘어날 수도 있으니 주의해야 합니다.

앞서 언급한 것처럼 부작용이 적은 비벤조디아제핀 약물도 개발되고 있지만 수면제는 불면증의 근본적인 치료법이 아닙니다. 특히 진정형 수면제는 원인이 무엇이든 간에 '일단 재우는 대증요법'입니다. 따라서 근본적인 최선의 해결 방법은 역시 생활 습관 개선이라고 할 수 있습니다.

🕒 부작용이 적은 새로운 유형의 수면제

너무 냉정한 이야기만 한 것 같은데 좋은 소식도 있습니다. 다음과 같은 새로운 유형의 수면제가 개발되면서 부작용이 줄어든 약을 선택할 수도 있게 되었습니다.

- 멜라토닌 수용체에 작용하는 약
- 오렉신 수용체의 작용을 약화시키는 약

멜라토닌 이야기는 이미 나왔지만 멜라토닌은 트립토판과 세로토닌에서 합성되는 내인성 물질입니다. 서구에서는 보충제로서 널리 사용되고 있습니다. 작용 시간이 짧다는 단점이 있고 과거에는 돼지 뇌에서 추출했기 때문에 프리온병 등의 걱정도 있었지만 지금은 합성으로 작용 시간이 길게 개발되어 사용하기 쉬워졌습니다. 다만 멜라토닌 자체는 수면이나 체내 리듬에 작용할 뿐만 아니라 생식이나 세포 증식에도 영향을 미칩니다. 나중에 자세히 설명하도록 하겠습니다.

그런데 일본의 다케다 제약회사가 2010년에 멜라토닌 수용체를 자극하는 합성 물질을 개발해서 수면 유도제(라멜테온)로 판매했습니다. 이 약제는 말초에 적게 작용하기 때문에 생식 및 세포 증식 등에 부작용이 적을 수 있습니다. 멜라토닌의 체내 생산이 감소되는 고령자의 불면증에는 합리적인 치료법이라고 생각합니다.

두 번째 약제는 오렉신의 작용을 억제하여 기면증처럼 빨리 수면에 이르게 하는 약제로 미국의 머크사가 개발하여 2014년에 출시한 벨솜라입니다. 이후 타사에서도 개발이 진행되어 일본의 에이자이가 2020년에 데이비고를 발매했습니다.

이들 약제는 진정형 수면제가 아니라 수면이나 체내 리듬과 관련된 내인성 물질의 작용을 증강·감약시킵니다. 이러한 내인성 물질의 비정상적인 증감으로 불면증이 생기는 환자에게서 불면증의 원인을 밝혀낼 가능성도 있는 등 진정형 약제와는 다른 획기적인 수면 유도제입니다. 진정형 수면제는 자주 사용하면 끊기가 힘든 반면, 이들 약제는 의존성이 없기 때문에 초기 투약에 적합합니다.

술의 힘을 빌려 잠을 자도 될까요 Q

A 마시는 양과 횟수에 따라 다릅니다

술을 마시면 릴랙스 효과도 있고 잠을 빨리 오게 하는 효과도 있기 때문에 무조건 금하라고 할 수는 없지만 수면 유도의 목적으로 사용하는 것을 권장할 수는 없습니다. 수면 연구자가 아니라 의사로서 조언한다면 술의 힘을 빌려 잠을 자라고 말할 수 없습니다.

얼큰하게 취하면 릴랙스 상태로 입면이 가능하다는 점은 장점이지만, 그렇게 잠이 든다고 해도 수면의 질이 좋을 수 없다는 점을 잊지 말아야 합니다. 또한 술도 뇌 속 GABA의 작용을 증강시켜 수면과 휴식을 이끌어주기 때문에 진정형 수면제와 유사한 부작용이 있습니다. 즉, 술을 마시지 않으면 잠을 잘 수 없고, 의존하게 될수록 마시는 양이 늘어날 위험성이 있습니다.

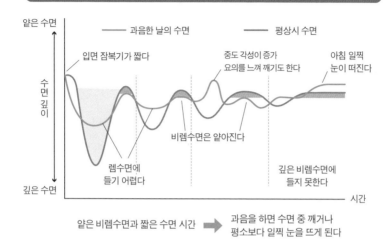

술을 마셨을 때의 수면 변화

얕은 수면

수면 깊이

깊은 수면

── 과음한 날의 수면 ── 평상시 수면

입면 잠복기가 짧다

중도 각성이 증가
요의를 느껴 깨기도 한다

아침 일찍
눈이 떠진다

비렘수면은 얕아진다

렘수면에
들기 어렵다

깊은 비렘수면에
들지 못한다

시간

얕은 비렘수면과 짧은 수면 시간 ➡ 과음을 하면 수면 중 깨거나
평소보다 일찍 눈을 뜨게 된다

　술을 마시고 자면 '황금의 90분'에 이르는 깊은 비렘수면은 나오
지 않고 꿈꾸는 렘수면도 억제됩니다. 수면의 질이 나쁘면 피로가
풀리지 않고 뇌와 몸의 유지·보수도 이루어지지 않기 때문에 아침
에 눈을 떠도 여전히 피곤합니다. 술에는 탈수 및 이뇨 작용이 있
으므로 화장실에 가고 싶어지는 등 중도 각성으로도 이어집니다.
게다가 과음으로 속이 메스꺼워서 깨어나고, 다음 날도 숙취로 일
어날 수 없다면 단점밖에 없다고 볼 수 있습니다. 술로는 긴장은
풀 수 있어도 피로는 풀 수 없다고 단언해도 좋습니다.
　독한 술을 급하게 마시고 자면 혼수상태에 가까워지기 때문에

더 주의해야 합니다. 과거 학생들의 친목회 등에서 급성 알코올 중독 사망 사고가 있었고, 다량의 음주로 호흡이 멈춰버리기도 합니다. 그런 의미에서 술은 과거 자살에 자주 사용되었던 바르비탈 계열 수면제와 작용이 비슷합니다. 바르비탈계 수면제도 GABA에 작용하는데, 벤조디아제핀보다 훨씬 작용이 강력하고 호흡 억제 작용도 강하기 때문에 현재는 마취제로만 사용합니다.

⏱ 수면제와 술, 동시 복용은 절대 금지!

술도 수면제와 비슷한 점이 있고 위험성 또한 같아 주의해야 합니다. 게다가 작용 기전이 비슷하기 때문에 서로 작용을 증강시키고 때로는 엉뚱한 부작용이 나타날 수 있습니다. 둘 다 건망증이나 섬망, 가벼운 기억 장애를 일으키는데 같이 복용하면 그 가능성이 증가합니다. "어? 여긴 어디? 나는 누구?"라는 사태가 발생할 수 있습니다.•

술과 수면제를 병용하면 생명에도 지장이 생길 수 있습니다. 호흡 정지 문제도 있고 수면 중 구토하다가 토사물에 질식하는 경우

• 비행 중에 술을 마시면 기압 관계로 취하기 쉽습니다. 기내에서 급격하게 많은 양의 술을 마시고 만취한 승객의 문제 행동이 가끔 뉴스가 되는데 바로 이 경우입니다.

도 종종 발생하니 주의해야 합니다.

🕐 무서운 의존성

수면제와 술은 비슷한 점이 있기 때문에 압도적으로 술이 나쁘다고 말할 생각은 없습니다. 그러나 술은 습관이 되기 쉽고 마시는 양도 서서히 증가하기 마련입니다. 입면 목적으로 가볍게 한잔한다는 것이 두 잔, 석 잔… 양이 점점 많아지고, 매일 마시지 않으면 안 되는 상황이 올 수도 있습니다. 술을 마시기 전에 의존성의 위험을 고민합시다.

나쁜 영향을 최소화하고 단순히 수면을 위해 음주를 하고 싶다면 독한 술을 아주 조금 마시는 편이 좋습니다. 물 마시듯 많이 마시는 것은 절대 금물입니다. 다만 과긴장·과각성 상태를 해소할 수 있다면 수면 연구자로서 절대 금지라고 말하지는 않겠습니다.

2022년 발표된 OECD의 '세계 주요국 알코올 소비량' 데이터를 보면 OECD 주요 38개국 중 1인당 알코올 소비량 1위는 라트비아, 2위 체코, 18위 한국, 24위 일본 순이었습니다.

이는 어떤 상황에서 마시는지 고려하지 않은 데이터지만 1인 가구가 늘면서 집에서 혼자 술을 마시는 사람들이 늘어나는 것은 문제가 있어 보입니다. 집에서 혼자 마실 경우 그만 마시라고 말해주는 사람이 없어 자신도 모르게 주량이 늘어날 가능성은 물론이고 의존성이 높아질 위험도 있기 때문입니다.

그러니 수면을 위해 술을 마시려는 사람이 있다면 '독한 술을 아주 조금' 마시는 것이 좋습니다.

⏰ 차가운 음료가 졸음을 불러온다

숙면을 위해서 자기 전에 따뜻한 우유를 마시라고들 하지만 실험 결과로는 차가운 음료나 음식이 졸음을 유발하는 것으로 밝혀졌습니다. 차가운 음료를 많이 마시면 심부 체온이 내려가기 때문이라고 생각합니다.

술이 아닌 차가운 음료를 입면의 긍정 루틴에 도입할 수 있다면 더 좋겠습니다. 저 같은 경우에는 차가운 보리차를 자기 전 음료로 즐겨 마시고 있습니다. 차가운 음료를 입면의 긍정 루틴에 도입할 때는 카페인이 들어 있는 음료는 피하는 것이 좋겠습니다.

Q 한밤중에 몇 번이나 화장실에 가느라 잠이 깨는데 해결책은 없을까요

A '화장실+수분 보충 시간'을 활용해 보세요

밤에 화장실에 가느라 몇 번이나 깬다고 걱정하는 분들이 많습니다.

"야간 빈뇨 아닐까?"

"깨지 않고 계속 수면을 취하지 못하면 몸에 나쁜 것 아닌가?"

이렇게 고민하다가는 잠이 깨버려서 '중도 각성'이 되어버립니다. 1교시에서 말한 대로 나이가 들면 중도 각성은 자연스러운 현상입니다. 가장 중요한 것은 너무 신경 쓰지 않는 것. 일단 그러려니 하고 받아들인 후 대책을 강구합시다.

🕐 침실은 어둡게 하고, 스마트폰을 보지 않는다

첫 번째 대책은 아침처럼 밝게 불을 켜거나 스마트폰을 보지 않는 것입니다. 빛이나 스마트폰 정보의 자극으로 우리 몸이 아침이 왔다고 착각해 버릴 수 있습니다. 그렇다고 해서 어둠 속에서 화장실에 가라고 권하는 것은 아닙니다. 고령자라면 낙상의 염려도 있으므로 블루 라이트를 차단한 따뜻한 색조의 풋라이트나 머리맡에 취침등을 이용하는 편이 좋습니다. 화장실에 다녀온 후 즉시 끄고 침대로 돌아갑시다.

포인트는 화장실에 가기 위해 일어났으니 그 외의 일은 삼가는 것입니다. 졸린 채 어두컴컴한 상태로 화장실에 갔다가 그대로 돌아와서 다시 잠드는 것이 이상적이라는 것입니다. 가족이 우연히 깨어 있어도 대화를 하지 않는 것이 요령입니다.

🕐 수분 보충 시간으로 정한다

제가 밤에 자기 전에 차가운 보리차를 마시는 이유는 입면을 위해서이기도 하지만 수분 보충의 의미도 있습니다. 자는 동안 몸에서는 한 컵 정도의 수분이 소실됩니다. 특히 여름철에는 수면 중

탈수 위험이 있다는 사실이 널리 알려져 있습니다.

혈액이 묽고 혈류량이 많으면 혈압이 높아지지만, 혈액이 탁해도 혈관 저항이 늘어나서 혈압은 높아집니다. 점도가 높은 혈액은 나이가 들면서 연약해진 혈관이나 순환기에 부담을 주기 때문에 적당한 수분 보충이 필요합니다. 자율 신경이 흐트러져 취침 중 혈압이 떨어지지 않는 사람이라면 특별한 주의가 필요합니다.

그렇다고 해서 벌컥벌컥 마시는 것은 금물입니다. 수분을 한 번에 다량 섭취하면 혈액량이 늘어나고 심장에도 부담이 되므로 한 컵 정도가 적당하며 수분 보충의 요령은 '조금씩, 자주'입니다.

아침이 밝아 각성 모드가 되면 혈압은 자연스럽게 올라갑니다. 아침부터 오전 사이에 심장이나 뇌 질환으로 쓰러지는 사람이 많은데, 이러한 혈압의 급상승도 한 요인으로 여겨지고 있습니다. 그런 의미에서 아침에 일어나서 한 컵 정도의 수분 보충이 필요하지만 한 번에 많이 벌컥벌컥 마시는 것은 피해야 합니다.

뇌경색이나 심근 경색은 생활 습관병이기 때문에 수분 보충만으로는 막을 수 없지만 취침 중에 높아지는 위험을 줄일 수는 있습니다. 한밤중에 화장실에 가느라 깨서 바로 잠들 수 없을 때는 '성실한 수분 보충 타이밍'을 가졌다는 긍정적인 마음을 가집시다.

앞서 말씀드린 것처럼 차가운 것이 입면에 효과가 있으므로 차가운 물이나 보리차를 권합니다. 알코올은 이뇨 작용이 있으므로 추천하지 않습니다. 탄산음료는 자극이 강해서 입면에 좋지 않다고 알려져 있지만, 좋아한다면 상관없다는 것이 제 의견입니다. 한 컵 정도면 문제없습니다. 그러나 콜라 등 당분이 많은 탄산음료를 마시고 자면 충치가 생길 위험이 있으므로 스파클링 워터를 추천합니다.

따뜻한 우유도 입면에 도움이 된 경험이 있다면 나쁠 건 없겠지만 과학적으로 말하면 입면에는 차가운 것이 효과적인 데다 우유를 데우느라 오히려 잠이 달아날 수도 있으므로 추천하지 않습니다. 어쨌든 배뇨 때문에 깨는 횟수를 줄이려고 수분을 절제하지는 마세요.

🕐 정말 심각하다면 비뇨기과로

자주 화장실에 가고 싶어지는 과민성 방광은 40세 이후에 증가하는 질환으로 알려져 있습니다. 방광이 소변으로 가득 차면 수축하여 배뇨하도록 되어 있지만 과민성 방광이 되면 가득 차지 않았는데도 수축이 시작되어 버립니다. 원인은 명확하지 않지만 자율신경의 혼란이나 뇌 연수의 오작동으로 여겨지고 있습니다. 또한 노화와 함께 방광의 소변 유지 용량도 감소합니다. 뇌와 자율 신경의 상태가 좋지 않은 경우라면 수분을 삼가도 해결은 되지 않습니다. 남성이라면 전립선 질환일 가능성도 있습니다.

또래와 비교해서 증상이 너무 심하다면 수면 문제와 분리해서 비뇨기과나 부인과에서 상담하는 것이 좋습니다. 빈뇨를 억제하는 치료제와 한약재도 다양하게 개발되어 있으니 활용해 보는 것도 좋겠습니다.

Q 일이 신경 쓰여서 이른 아침에 눈을 떠요
새벽에 얕은 잠을 자고 있었다면 일어나도 되나요

A 얕은 렘수면에도 '역할'이 있습니다

이른 아침에 깨는 습관을 가진 사람들은 잠도 안 오는데 누워 있느니 차라리 일어나는 게 낫겠다고 생각하기도 합니다.

"몇 시에 자도 새벽 4시쯤이면 일 생각에 잠이 깬다. 선잠을 자느니 차라리 일어나 일을 하는 편이 낫겠다!"

이런 식으로 단언하는 사람도 있습니다. 하지만 이런 '선잠'에도 사실은 제 역할이 있는 겁니다.

이른 아침은 기억의 정리정돈 타임

이미 말씀드린 대로 수면에는 기억을 정리하는 역할이 있습니다. 기억의 정착 과정에는 여러 단계와 경로가 있는데 깊은 비렘수면인 '황금의 90분'에는 새롭게 외운 기억과 에피소드를 동반한 기억이 해마에서 대뇌피질로 들어가 '장기 기억'으로 자리 잡는 것으로 알려져 있습니다. 자격증 시험 공부를 하는 사람이라면 황금의 90분을 놓치지 않는 것이 좋습니다.

'잊어버리고 싶은 싫은 기억'도 '황금의 90분'에 소거된다고 알려져 있습니다. 최근의 연구에서는 렘수면도 기억의 소거에 도움이 된다고 밝혀졌습니다. 인간의 뇌에는 매일 대량의 정보가 들어와 모두 저장할 수 없습니다. 잊어도 상관없는 기억은 깔끔하게 버리고 벗어나야 일상적인 활동이 원활해지기 때문일 것입니다.

한편 새벽이 가까워질수록 늘어나는 렘수면은 기억을 정리하는 시간이라는 사실도 밝혀졌습니다. 깊은 비렘수면 상태에서는 자전거 타는 법이나 요리 순서 등 '몸으로 익히는 기억'이 정착되며 렘수면 상태에서는 사물의 의미나 특성, 언제 어디서 무엇을 했는지와 같은 에피소드를 기억하는 작용이 강하다고 합니다.

기상 시간에 가까워질수록 렘수면 상태가 되고 그 시간은 즐거운 꿈을 꾸면서 기억을 정리하는 매우 중요한 시간이라고 할 수 있습니다. 피로 해소를 충분히 할 수 있는 비렘수면도 중요하지만 얕은 렘수면도 고유의 역할이 있는 셈입니다.

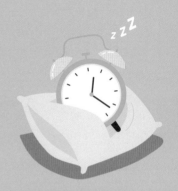

낮의 생산성을 높인다!
'쾌적한 기상'

'90분 사이클'에 맞춰 일어나야 좋다고 하는데 사실인가요 Q

A 잠에서 잘 깨는 것이 더 중요합니다

앞서 2교시에는 입면에 대해 알려드렸고 3교시는 기상에 대한 수업입니다. 아침에 개운하게 일어나지 못하는 고민에도 답해드리도록 하겠습니다.

'수면 시간은 90분의 배수'는 진실일까?

'황금의 90분'이 알려지기도 전부터 '수면 시간은 90분의 배수가 좋다'는 오해가 퍼져 있습니다. 잠이 들기 시작해 가장 먼저 진입하는 깊은 비렘수면은 약 90분이 맞지만 인간은 기계가 아니기 때문에 어디까지나 '대략적'인 수치이며 개인차가 있습니다.

같은 사람이라도 피곤한 날과 보통날의 수면 시간이 다르고 컨디션에 따라서도 달라집니다. 70~120분의 차이가 난다는 데이터가 있을 정도입니다. 우울증이 있다면 비렘수면이 짧아 렘수면으로 빨리 전환되지만 우울증이 회복되면 원래대로 돌아갑니다. 즉, '황금의 90분'은 하나의 기준일 뿐입니다.

가령 첫 번째 깊은 비렘수면이 딱 90분이었다고 해도 얕은 잠과 깊은 잠이 번갈아 찾아오는 주기는 수면 중 4~5회 반복됩니다. 새벽에는 렘수면이 증가하지만 이러한 주기가 딱 90분으로 구분되어 있을 리도 없습니다.

만일 한 주기에 10분의 차이가 있으면 기상 시에는 40~50분의 차이가 납니다. 그래서 얼마나 어긋나는지 묻는다면 대답은 '예상할 수 없다'입니다. 다시 말해서 수면 시간을 정할 때 90분이란 시간에 연연하지 않아도 됩니다.

⏱ 90분 주기보다 중요한 것은 '개운한 기상'

얕은 비렘수면이나 렘수면 때 깨어나는 것이 이상적이지만 그 리듬에 기상 시간을 맞추기는 어렵습니다. 쉽게 일어날 수 있었다면 렘수면 상태였다고 생각하는 정도가 좋습니다. 그럴 때는 눈이 잘 떠지고 재충전도 되어 있습니다. 렘수면에는 재미있는 특징이 있습니다. 꿈을 꾸는 도중에는 깨기가 어렵지만 외부 자극이 있으면 비렘수면에 비해 쉽게 깰 수 있다는 점입니다. 따라서 렘수면이 전체적으로 얕은 수면이라고는 할 수 없습니다.

이런 특성들을 잘 이용하면 이상적인 알람 시계를 만들 수 있게 될지도 모릅니다. 간단한 수면 측정으로 실시간 수면 판정을 할 수도 있으므로 그런 것도 허황된 생각은 아니라고 생각합니다. 반대로 알람이 몇 번이나 울려도 일어날 수 없거나 일어나도 멍하니 있다면 깊은 비렘수면 때 억지로 일어났다는 의미입니다. 수면 부채가 쌓여 있는 것이겠지요.

깨어날 때의 감각은 수면의 양과 질을 평가하는 중요한 기준이 되므로 잘 기억해 두도록 합시다.

Q 잠에서 잘 깨는 법을 가르쳐 주세요

A 일단 체온을 올립시다

입면도 각성도 '체온과 뇌'가 중요하기 때문에 먼저 체온을 올리는 각성 방법을 소개합니다. 입면 때는 표면 혈류가 늘어나면서 피부 온도가 올라갑니다. 그 결과 열 방출이 증가해 심부 체온이 내려가면서 스위치가 켜지며 '입면 모드'가 됩니다. 각성은 이와 반대입니다.

체온을 올리기 위해 아침 커피는 뜨거운 커피로

아침에 일어나자마자 잠에서 확실히 깨고 싶다며 찬물을 마시는 사람들이 있습니다. 이 방법은 언뜻 보기에는 좋을 것 같지만 실험 결과 반대였습니다. 차가운 음료는 졸음을 유도하고, 따뜻한 음료가 각성 스위치를 켠다는 사실이 입증되었기 때문입니다.

아침에 일어나 수분 보충을 위해 물을 마시는 것은 상관없지만, 얼음처럼 차가운 물이라면 조금만 마셔야 합니다. 몸의 심부를 따뜻하게 하고 깨어나도록 하기 위해 아침에는 따뜻한 음료를 마시는 것이 좋습니다. 아침에 커피를 마시는 사람이 많은데 잠에서 잘 깨고 싶다면 아이스커피보다 뜨거운 커피를 권합니다.

참고로 커피나 홍차는 오전이든 오후든 뜨거운 것이 각성 효과를 기대할 수 있습니다. 발효 식품인 된장국은 건강에도 좋고 몸을 따뜻하게 하는 데도 매우 효과적이므로 권장합니다.

🕐 뜨거운 물 샤워는 체온을 떨어뜨린다

샤워나 목욕을 하면 확실히 체온이 올라가지만, 여기서 기억해야 할 점은 올라간 체온은 반드시 다시 내려간다는 사실입니다. 인간은 도마뱀이나 뱀과 같은 변온 동물이 아니므로 '항상성'을 거스를 수는 없습니다.

미지근한 물로 목욕하면 부교감 신경이 자극되고 교감 신경을 억제하는 효과도 있기 때문에 입면에 도움이 됩니다. 잠을 자야 하는 시간대에 맞는 선택인 것입니다. 반대로 오전 중의 목욕은 생체

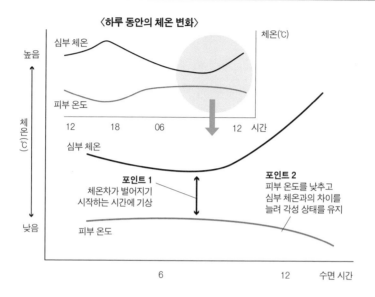

심부 체온을 올려서 각성 스위치를 켠다

〈하루 동안의 체온 변화〉

체온(℃)

심부 체온

높음

피부 온도

체온(℃)

12   18   06   12 시간

심부 체온

포인트 1
체온차가 벌어지기
시작하는 시간에 기상

포인트 2
피부 온도를 낮추고
심부 체온과의 차이를
늘려 각성 상태를 유지

낮음

피부 온도

6   12   수면 시간

시계와 맞지 않습니다. 오전 중의 목욕은 일단 올라간 체온이 다시 하강하면서 각성 스위치가 꺼져버리기 때문입니다. 온천에 며칠씩 머물면서 아무것도 하지 않고 쉬기로 작정한 경우가 아니라면 아침 목욕은 하지 맙시다. 체온 변화에 영향을 주지 않고 잘 깨어날 수 있는 방법은 '미지근한 물로 단시간 샤워하기'입니다.

또한 차가운 물로 손이나 얼굴을 씻는 것도 효과적입니다. 이른 아침, 기상 전 시간대부터 심부 체온이 올라가므로 손이나 얼굴을 차가운 물로 씻으면 피부 온도를 낮춰 체온 차이를 더욱 크게 만들 수 있습니다.

입면을 위해서는 피부 온도를 올려서 심부 체온과의 차이를 작게 하는 것이 좋고, 각성을 위해서는 피부 온도를 낮춰서 체온 차이를 크게 만드는 것이 중요합니다.

🕐 아침 운동이 가볍지 않으면 역효과

운동도 확실히 체온을 상승시키지만 이것도 목욕과 같은 원리입니다. 즉, 격렬한 운동으로 체온이 상승하면 일시적으로는 확 각성하지만, 1시간 반에서 2시간 정도 지나면 원래대로 돌아가고자 하는 작용으로 체온이 떨어지면서 졸리게 됩니다.

아침 습관으로 달리기를 하는 사람이 많으나 '잘 깨기'라는 관점에서 본다면 전력 질주는 그만두는 것이 좋습니다. 땀이 나지 않는 정도로 달리는 것이 좋으며 이 습관을 유지해도 문제가 없었다면 무리하게 그만둘 필요는 없습니다. 하지만 고령자라면 걷기 정도만 하는 편이 좋습니다. 요가나 스트레칭과 같은 완만한 유산소 운동은 잠에서 잘 깨어날 수 있도록 해주는 적당한 운동이라고 할 수 있습니다.

Q 잠에서 잘 깨어나게 하는 조식 메뉴가 있을까요

A 건더기가 많은 된장국을 추천합니다

따뜻한 음식을 먹으면 심부 체온이 올라갑니다. 뜨거운 커피를 마시는 것도 좋지만 가능하면 아침 식사를 합시다. 체온이 상승할 뿐만 아니라 대사도 올라갑니다. 아침의 태양광은 체내 시계에 아침이 시작되었음을 알려서 리셋시키는데 아침 식사도 마찬가지입니다. 어긋나기 쉬운 체내 시계를 햇빛과 아침 식사로 단단히 맞춰 몸의 리듬을 유지하면 밤에 더 나은 입면으로 이어질 수 있습니다.

수면과 각성은 동전의 앞면과 뒷면처럼 한 세트입니다. 수면 문제를 안고 있는 사람들의 이야기를 들어보면 불면증은 아침 생활 습관에서 비롯되는 경우가 많습니다. 다음의 효능을 생각하면 아침 식사는 수면에 도움이 되는 것만 모았다고 할 수 있습니다.

• 체온이 오른다.

- 대사가 활발해진다.

- 체내 시계가 정돈된다.

- 몸에 리듬이 생기고 자율 신경도 정돈된다.

- 하루를 시작하는 에너지를 보충할 수 있다.

🕐 아침 식사로 수면 무호흡 증후군 위험을 줄인다

수면의 질을 떨어뜨리는 가장 큰 원인은 수면 무호흡 증후군으로 이를 피하기 위해 비만은 금물입니다. 그런데 다행스럽게도 아침 식사는 다이어트 효과도 있습니다.

우리 몸은 스스로 생명을 유지하기 위해 음식 섭취를 중요한 일로 여기고 있습니다. 그런데 하루의 에너지 소비가 시작되는 아침 시점에서 배가 고프면 몸은 기아 상태에 빠질 수도 있는 비상 상황이라고 여겨 에너지 절약 모드로 전환합니다. 그 결과 대사를 떨어뜨려 지방을 축적해 두려 합니다. 또 아침 식사를 하지 않으면 근육을 움직이는 데 필요한 에너지원이 부족해 근육에서 젖산을 뽑아 에너지원으로 씁니다. 자연히 근육량이 줄어서 결국 기초대사가 낮은 몸이 됩니다.

이같은 작동 원리는 굶주림이 일상적이었던 고대 인류에게는 고

마운 신체 매커니즘이지만, 지방이 배에 붙기 쉬운 현대인에게는 '달갑지 않은 친절'인지도 모르겠습니다. 따라서 '제대로 아침 식사를 함으로써 굶지 않고 하루를 보낼 수 있으니까 안심해도 된다'는 메시지를 몸에 전해두는 것이 좋습니다. 하지만 아침에 배가 고프지 않다면 억지로 아침을 먹을 필요는 없습니다.●

🕐 건더기 많은 된장국으로 아침 식사의 장점 극대화

제가 추천하는 아침 메뉴는 '건더기 된장국'입니다. 큼직하게 자른 무나 당근 등 제대로 씹을 수 있는 재료를 넣는 것이 좋습니다. 씹는 행위는 근육을 사용하는 '운동'입니다. 씹고 맛보는 저작 행위는 뇌로 연결되는 감각 신경을 자극해서 각성 자극을 일으킵니다.

고형의 먹이를 '잘 씹어 먹은 쥐'와 분말 형태의 먹이를 씹지 않고 '통째로 삼킨 쥐'를 비교한 실험이 있습니다. 그 결과 통째로 삼킨 쥐는 밤낮의 강약 조절이 없어져 활동할 시간에 움직이지 않고, 하루 종일 조금씩 먹게 되어 체중이 늘어났습니다. 게다가 통째로 삼킨 쥐는 해마의 신경 세포를 재생하기 어려운 상태가 되어

● 아침에는 잠을 깨우기 위해 여러 가지 호르몬들이 분비되면서 자연스럽게 혈당을 올려주기 때문에, 배가 고프지 않은 경우에는 억지로 밥을 먹을 필요는 없겠습니다. (감수자 주)

건망증이 심해지고 있다는 사실도 확인되었습니다.

된장국이나 수프 등의 국물로 체온을 올리고, 큰 건더기를 꼭꼭 씹어 먹어 아침 식사의 장점을 극대화합시다. 된장국 등에 들어 있는 필수 아미노산 섭취도 중요합니다. 예를 들어 필수 아미노산인 트립토판은 기분 조절에 관여하는 세로토닌이고, 이 세로토닌은 수면 호르몬인 멜라토닌으로 합성됩니다. 이 필수 아미노산의 섭취를 위해 보충제를 먹을 필요는 없습니다. 균형 잡힌 식사를 하고 있다면 걱정하지 않아도 됩니다.

세로토닌의 생성은 빛으로 촉진된다고 알려져 있지만 세로토닌은 체내에 축적되기 때문에 광량 부족이 장기간 지속되지 않는 한 크게 걱정할 필요 없습니다. 북유럽인들의 계절성 정동 장애인 겨울철 우울 증세는 극야* 때문에 오래도록 햇빛을 쬘 수 없어 생기는 극단적인 예일뿐입니다.

멜라토닌은 세로토닌으로부터 합성되지만 체내에 저장되지 않기 때문에 밤에 빛을 받아 생성 및 분비가 억제되면 멜라토닌 부족에 의한 악영향이 즉시 나타납니다. 아침에 섭취한 트립토판이나 트립토판을 포함한 단백질이 그날 바로 멜라토닌으로 합성되는 것은 아니기 때문입니다.

● 겨울철 고위도 지방이나 극점 지방에서 추분부터 춘분 사이에 오랫동안 해가 뜨지 않고 밤만 계속되는 상태.

Q 머리가 상쾌해지는 '모닝 루틴'이 있나요

A '뇌의 각성 스위치'를 켜보세요

앞서 2교시에 뇌를 릴랙스 모드로 바꾸는 신경 전달 물질은 1~2개 정도밖에 없지만, 뇌를 각성시키는 신경 전달 물질은 많다고 말씀드렸습니다. 이를 이용하여 각성 스위치를 켜보도록 합시다. 효과가 있는 것들을 조합해서 '모닝 루틴'을 만들어 보는 것을 추천합니다.

 각성 스위치를 켜는 신경 전달 물질

운동이 아니더라도 하루 일정을 체크하거나 스마트폰으로 메시지를 확인하는 등 긴장을 수반하는 작업을 하면 도파민 같은 물질이 나오고 각성 스위치가 켜집니다. 또한 집중해서 독서를 하면 노르아드레날린˚과 히스타민 분비를 기대할 수 있습니다. 업무에 도움이 되는 완전한 각성 상태를 바란다면 여러 각성 시스템을 동시에 켜야 합니다.

뇌파가 각성 상태라고 해도 주의력이나 집중력이 저하되어 있으면 일을 제대로 할 수 없습니다. 의욕이나 기분도 중요한데 여기에도 같은 각성계 신경 전달 물질이 관여하고 있습니다. 이러한 물질의 분비에도 당연히 하루의 리듬이 관여되어 있으므로 생활 리듬을 안정시키고 강약을 잘 조절하는 것이 중요합니다.

● 노르아드레날린(noradrenaline)은 교감신경계의 신경 전달 물질 및 호르몬으로 교감신경계를 자극하여 집중력과 혈류량이 증가하게 해 대사를 활발하게 만드는 효과가 있습니다.

Q 아침에 빛을 받으면 깨어나는 이유가 궁금해요

A 체내 시계를 조절할 수 있기 때문입니다

    아침 햇살을 받으면 잠에서 깬다는 사실은 이미 잘 알려져 있습니다. 그런데 구체적 이유는 의외로 잘 모르는 것 같습니다. 여기서 그 원리를 설명해 보겠습니다.

🕐 멜라토닌은 입면 촉진 호르몬

    이미 여러 차례 언급한 멜라토닌은 뇌의 송과체에서 분비되는 호르몬으로 체온을 낮춰서 입면이 쉽게 이루어지게 합니다. 아침에 일어나서 빛을 받으면 분비가 멈췄다가 14시간에서 16시간이 지나면 다시 분비되기 때문에 체내 시계를 조절하는 역할도 한다고 여겨집니다. 지구의 자전은 하루 24시간인 데 비해 인간의 체내

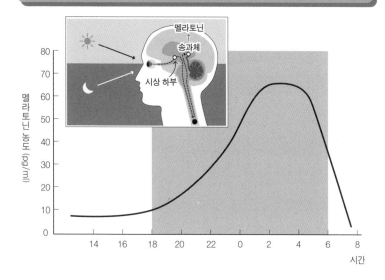

수면 호르몬인 멜라토닌 분비 변화

시계는 하루 24.2시간이라 이 하루 12분의 차이를 매일 리셋하고 있다는 것은 이미 설명했습니다. 멜라토닌은 항산화 작용이 있고 나이가 들면 생산량이 감소하는 것으로 보아 안티에이징 효과도 있는 것으로 여겨집니다.

⏱ 빛을 받지 않으면 밤낮이 바뀐다

눈 망막에 장애가 있어 빛을 감지하지 못하는 사람은 체내 시계를 리셋할 수 없으므로 지구의 자전과는 관계없이 자신의 신체 리듬으로 생활하는 경향이 있습니다. 지구 자전의 하루 24시간과 체내 시계의 차이가 축적되는데 12분씩 계속 늦어지다가 머지않아 낮과 밤이 바뀌어 버립니다. 얼마 후 다시 원래대로 돌아오지만 빛을 받지 않으면 24시간보다 조금 더 긴 고유의 리듬으로 생활하게 되고 그렇게 시간은 뒤로 밀리게 됩니다.

광량을 적게 받은 사람이 일몰 타이밍에 멜라토닌을 복용하면 24시간 리듬으로 생활할 수 있다는 사실이 밝혀져 치료법으로 쓰이고 있습니다.

🕐 시간은 빛에 의해 '앞당겨'진다

인간의 체내 시계가 24.2시간이니까 방치하면 시간은 뒤로 밀린다는 설명도 맞지만, 뒤로 밀리며 어긋나는 이유는 또 있습니다.

대부분의 동물은 빛을 통해 지구의 시계와 각각의 체내 시계를 맞추고 있다고 생각합니다. 쥐는 체내 시계가 24시간보다 짧은데 빛이 전혀 없는 조건에서는 24시간보다 짧은 리듬으로 생활하므로 생활 리듬은 점점 앞으로 어긋납니다. 그런데 신기하게도 같은 쥐를 이용한 시차 실험 등에서는 24시간보다 긴 쪽으로 조정한 경우 현지 생활 리듬에 동조하는 속도가 빨랐습니다. 이처럼 빛을 받는 타이밍을 조정해 체내 시계의 주기를 짧게 하거나 길게 하는 효과를 주는 위상 반응 곡선은 일주기 리듬(24시간 체내 리듬)에 복잡한 영향을 미칩니다.

인간의 경우 시차 적응이 문제가 됩니다. 비행기를 타고 갑자기 시차가 있는 지역으로 이동했을 때 현지에 도착하더라도 체온 변화 등 출발지의 체내 리듬이 남아 있으므로 취침 시간 등 현지의 생활 리듬과 출발지의 영향을 받은 체내 리듬 사이에 탈동조라는 차이가 발생합니다. 이것이 시차 적응 장애입니다. 배 등으로 천천히 이동할 경우 시차 적응 장애는 발생하지 않습니다. 이 장애는 영어로 제트랙 Jet lag이라고 불리는데 이른바 현대병입니다. 우리가 비행기로 해외여행을 한 지 수십 년에 불과하기 때문입니다.

그러나 시차 적응은 비즈니스맨이나 운동선수에게 매우 중요한 문제입니다. 앞으로는 시차 적응을 잘 통제하는 것이 인생을 관리하는 한 방법이 될지도 모릅니다. 코로나19의 영향으로 원격 회의가 일상화하고 있어 물리적 이동은 피할 수 있지만 시차 문제는 여전히 존재합니다. 심야나 새벽 회의에서도 최상의 컨디션이 요구되기 때문에 앞으로도 관련 연구는 계속될 것입니다. 제 경험상 이런 생활이 매일 계속되면 교대 근무자처럼 생활 리듬이 불규칙해지고 일상이 힘들게 느껴질 때가 있습니다.

미국 서부에서 한국으로 출장을 오면 시차는 한국이 17시간 더 앞서 있습니다(-17시간). 그렇다면 재동조를 위해 17시간 앞당길 필요가 있다고 생각되겠지만, 실제로는 그렇지 않습니다.

24시간을 기준으로 동조가 빠른, 그러니까 시간 차가 적은 쪽으로 밀리는데 동조 폭은 앞뒤로 12시간이 최대입니다. 그러니 이 경우는 +7시간의 조정으로 끝납니다. 이쪽이 비교적 시차 적응이 편하고, 인간이든 동물이든 하루 1시간 정도의 동조 능력은 있으므로 며칠에서 일주일 정도 지나면 한국에서 무리 없이 생활할 수 있게 됩니다.

그런데 한국에서 미국 서해안으로 돌아가면 이번에는 +17시간의 시차가 생기고 -7시간의 동조가 필요해지는데 이때는 정말 힘듭니다. 실제로 10일에서 2주 정도 힘든 상태가 계속됩니다. 매일 1시간씩 일찍 일어나는 것과 1시간씩 늦게 일어나는 것 중 어느 쪽이 편한지 떠올리면 알 수 있듯이 적어도 인간의 경우, 시차나 교대 근무의 재동조에서는 뒤로 조정하는 편이 동조가 빠르고 편안하고 순응하기 쉽습니다.

이것이 재동조의 기본으로, 시차 적응이나 교대 근무에서 발생하는 문제를 해결할 때 유용합니다.

⏰ 태양광은 가능하면 야외에서 쐰다

빛 중에서도 가장 강한 신호는 태양광으로, 흐린 날이든 창가에서 쐬든 아침에 일어나 햇빛을 받으면 체내 시계를 리셋할 수 있습니다. 태양광은 백색광으로, 앞서 말한 각성이나 생체 리듬 형성에 중요한 파장인 짧은 블루 라이트 등 모든 파장의 빛을 포함합니다.

실내에서도 창가 쪽 태양광의 밝기는 수천 럭스이며, 분 단위의 짧은 시간이라도 빛을 받으면 효과가 있는 것으로 알려져 있습니다. 그러나 기왕이면 야외로 나가 빛을 받는 편이 활동량을 늘리고 체온도 올릴 수 있으니 일석이조입니다

하루나 이틀이라면 아침 햇살을 쐬지 않아도 문제는 없지만 차광 커튼으로 완전히 어둡게 만든 방에서 계속 생활한다면 몸의 리듬은 무너져 버립니다.

⏰ 오후에 '첫 번째 빛'을 쐬는 것은 피한다

빛을 받는 타이밍도 중요합니다. 기상 후 '첫 번째 빛'을 받는 때가 오후라면 몸은 그때를 아침으로 판단해서 체내 시계가 크게 뒤로 밀리게 되는데 이는 야간 교대 근무자를 괴롭히는 원흉이 되기도

합니다.

이런 현상을 '빛의 체내 리듬에 대한 위상 반응 곡선'이라고 합니다. 반대로 아침에 빛을 받으면 체내 리듬은 앞으로 당겨집니다. 이런 이유 때문에 체내 리듬이 뒤로 밀리지 않도록 아침에 빛을 받도록 권장하고 있습니다.

아침에 일찍 깨서 어려움을 겪는 노년층에게는 너무 이른 광조사가 역효과를 낼 수도 있습니다. 이 경우에는 태양이 뜨고 난 뒤 충분히 밝아질 때까지는 기상 후에도 활동을 하지 않는 편이 도움이 됩니다.

부득이한 사정이 있는 경우가 아니라면 '아침 햇볕'을 쬐는 것을 필수 모닝 루틴으로 정하도록 합시다.

Q 한 번 깼다가 다시 자는 버릇이 생겼어요 수면 시간이 늘어나니 좋은 일인가요

A 분할 수면도 장점이 될 수 있다는 생각으로 마음을 편히 가지세요

제 주변에는 슬프게도 '밤에 편안히 잠들고, 깊이 자고, 아침에는 개운하게 눈을 뜬다'는 사람이 거의 없습니다. 수면 연구자라 '원활한 수면'보다 '수면의 문제점'에 주목하기 때문이기도 하지만 현대를 살아가는 대부분의 사회인은 어느 정도의 수면 문제를 안고 있는 경우가 많습니다.

나이가 들면서 수면 문제가 많아졌다는 동년배의 목소리도 듣습니다. 그중에서도 많은 것이 '중간에 깬다', '일찍 깬다'라는 호소입니다. 또 잠에서 깬 후 다시 자도 되냐는 질문도 자주 받습니다.

⏱ 아침에 깬 후 다시 자도 괜찮을까?

자다가 한 번 깬 뒤 다시 잠이 드는 것은 일반적으로 좋지 않다고 여겨집니다. 2교시에 '선잠을 잔 후 다시 침대에 누워도 잠이 오지 않는다'는 고민에 대해 '분할 수면이 되면 깊은 잠이 줄어든다'고 답했습니다. 한 번 깼다가 다시 자는 것 역시 분할 수면이기 때문에 깊은 잠이 되지는 못할 것입니다. 또 수면이 불규칙해지는 단점도 있습니다.

아침에 잠에서 깼다가 다시 자는 이유는 지난밤의 수면의 질이 좋지 않았기 때문입니다. 여러 가지 원인이 있겠지만 가장 흔한 원인은 다음 세 가지라고 볼 수 있습니다.

1. 수면 무호흡 증후군 등의 수면 장애가 있는 경우
2. 수면 부채 등 만성 수면 부족인 경우
3. 재택근무 등으로 생체 리듬이 어긋난 경우

세 가지 경우 모두 지속적이고 깊은 수면을 취할 수 없는 상태로 밤새 재충전이 되지 않아 잠에서 깨어도 만족스럽지 않으니 다시 잠을 자게 되는 것입니다. 다시 잠이 들면 부족한 수면 시간을 다소 보충할 수는 있겠지만 근본적인 해결책이 될 수는 없습니다.

아침에 깬 후 다시 잠이 오는데 억지로 일어나 아침을 시작할 것인지 선잠이라도 잠시 더 자서 부족한 수면을 조금이라도 보충할 것인지는 사람마다 처해진 상황이 다르니 개인의 선택에 맡겨야 할 것 같습니다. 낮잠을 자느냐 마느냐와 마찬가지입니다.

숙면을 위해서는 수면의 질을 높일 수 있도록 방해 요인을 찾아 그것부터 해결해야 할 것입니다. 하지만 병적으로 숙면을 취하지 못하는 것이 고령으로 인한 문제라면 분할 수면을 자신만의 라이프스타일에 활용할 수도 있습니다.

🕐 분할 수면이 시차 적응에도 도움이 된다?

저도 하루에 짧은 수면을 여러 번 취하는 일종의 분할 수면을 하고 있습니다. 밤에 일하다 졸리면 2시간 정도 자고 새벽에 일어나서 논문이나 연구비 신청서를 씁니다. 요즘에는 새벽에 원격으로 강연을 하는데 그 전에 시간을 계산해서 2시간 정도 잠을 잡니다. 일찍 잠자리에 들었다가 새벽 2시에 눈이 떠지면 2시간 정도 일을 하기도 합니다.

가족들도 잠들었고 전화가 오는 일도 없는 한밤중은 집중할 수 있는 자신만의 시간입니다. 마음이 내키면 아침까지 깨어 있다가 그대로 출근하기도 합니다. 또 연구비 신청서 등을 쓰다가 새벽 4시경 일단락되면 만족감을 느끼면서 캔맥주 한 병을 마시고 잠을 청합니다. 물론 기상 후에 운전할 계획이 없을 때입니다.

평소에 이렇게 지내면 급한 일정이 생겨서 무리를 해도 큰 문제가 없고, 또 언제든지 잘 수 있어서 해외에 출장을 갔을 때 시차 적응도 쉽습니다. 그러나 개인차도 있으니 이 방법을 특별히 권장하지는 않습니다.

고령이 되면 자연스럽게 분할 수면이 되는데, 그에 대해 특별히 신경 쓰지 말고 장점으로 삼자는 생각의 전환이 필요합니다. 분할 수면이 건강에 도움이 되냐고 물으면 그렇다고 말할 수는 없겠지만 이 역시 동전의 양면과 같은 이치입니다.

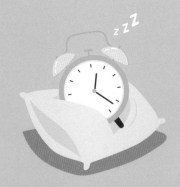

4교시

그래도 졸리다고?
'졸지 않고 낮 시간을
보내는 방법'

일하는 동안 졸려서 멍해져요

Q

A '프레젠티즘'을 의식해서 졸음을 잡아갑시다

3교시의 '쾌적한 잠 깨기' 수업에서는 체온을 올리고 아침의 빛과 식사로 체내 시계를 맞춰 뇌를 각성시키는 모닝 루틴에 관해 설명했습니다.

오후가 되면 졸음이 올 수도 있습니다. 만성적으로 수면 부채가 쌓여 있거나 수면 무호흡 증후군 등으로 수면의 질이 나쁘다면 아무리 각성 스위치를 켜도 오후에는 졸리게 됩니다. 운전 중에도 심한 졸음의 습격을 받을 수 있습니다. 이 경우에는 자신뿐만 아니라 다른 사람의 목숨까지 앗아갈 위험도 있습니다. 습격당한다는 말 그대로 언제, 몇 시에 찾아올지 모르는 것이 낮의 졸음입니다.

이 문제의 근본적인 해결책은 수면의 양과 질을 확보하는 것이지만, 4교시에는 여러 가지 이유로 단번에는 무리라고 생각하는 사람들을 위해서 졸음을 잡는 수업을 해보겠습니다.

🕐 '개근상'이 사라져 간다

제가 학생일 때는 무지각·무결석 학생에게 '개근상'을 주어 치하했습니다. 개근상이 있을 정도이니 그만큼 지각을 하거나 결석을 한다는 것은 성실하지 않다는 뜻으로 여겨졌고 학교뿐만 아니라 회사에서도 마찬가지였습니다. 일찍 출근하고 다 같이 야근을 하는 것이 성실함의 척도였고 그렇지 않으면 비난을 받기도 했습니다.

그런데 코로나19를 계기로 세상은 달라졌습니다. 개근상을 없애는 학교가 많다는 뉴스도 들립니다. 학교에 가고 싶어도 갈 수 없는 상황이 그렇게 만들었겠지만 저는 이러한 현상을 긍정적으로 봅니다. 열이 나든 배가 아프든 각자의 사정을 고려하지 않고 빠짐없이 출석하는 아이를 칭찬한다는 것은 정신력만을 지나치게 중시한 낡은 개념이라고 생각되기 때문입니다.

🕐 '앱센티즘'보다 '프레젠티즘'에 주목한다

미국에서도 지금까지는 일의 능률을 생각할 때 '앱센티즘Ab-senteeism'•만 주목받았습니다. 그러나 최근에는 '프레젠티즘Pre-

---

• 심신의 컨디션 난조 등으로 지각이나 조퇴, 결근, 휴직 등 업무를 쉬는 상태.

senteeism'*이 문제시되고 있습니다.

프레젠티즘이란 말하자면 개점휴업 상태입니다. 출근은 했지만 멍한 상태여서 제대로 일을 하지 못하고, 집중력이 없어서 실수만 한다면 능률이 떨어집니다. 기업 입장에서는 일하는 사람이 프레젠티즘이면 인건비만 들고 생산성이 나쁘다고 생각합니다. 또 비율로 보면 결근이나 조퇴를 하는 사람보다 업무 시간에 일하고 있는 사람이 더 많은 것은 분명하므로 어느 쪽이 경제에 악영향을 미칠지도 분명합니다.

프레젠티즘의 '건강 문제'에는 몸과 마음의 다양한 질병이 포함되며 수면의 양과 질의 저하 역시 해당된다고 생각합니다. 건강한 수면이 낮의 업무 수행 능력에 영향을 미치는 것은 자명한 이치입니다. 그래서 억지로 일어나서 멍하니 앉아 있을 정도라면 낮잠을 자는 편이 좋다는, 탄력적이고 새로운 업무 처리 방식이 제안되었습니다.

최근 들어 '프레젠티즘'이라는 말이 알려졌다고 생각합니다. 일뿐만 아니라 취미나 가사, 공부할 때도 졸음에 밀려 개점휴업 상태가 되지 않는 방법을 알아봅시다.

● 건강의 문제를 안고도 일하는 상태.

점심 식사 후에 졸음이 쏟아집니다 Q

A 점심은 느끼하지 않은 메뉴를 선택하고
위장의 70%만 채우세요

"점심 식사 후에 졸음이 몰려온다!"

이런 고민을 많이 듣지만 점심 식사와 오후 졸음의 인과관계는 과학적으로 증명되지 않았으며 스탠퍼드대학 연구에서도 인과관계가 없다고 결론지었습니다. 소화 흡수가 이루어지기 때문에 뇌로 가는 산소나 혈액이 줄어들게 된다는 것은 속설입니다. 만일 그것이 사실이라면 아침 식사 후나 저녁 식사 후에도 맹렬한 졸음이 몰아쳐야 하기 때문입니다. 우리 몸은 무슨 일이 있어도 일정량의 혈액이 뇌에 공급되도록 설계되어 있습니다.

🕑 오후 2시는 위험한 시간

점심 식사와 관계없이 오후 2시는 누구에게나 졸음이 몰려드는 '애프터눈 딥(오후 졸음)' 시간대라는 것이 스탠퍼드대학의 연구를 통해 밝혀졌습니다. 애프터눈 딥이 생기는 이유는 체내 시계의 작용 때문이며 동물이라면 잠이 오는 시간대가 존재한다는 겁니다.

두 번째 이유는 수면 압력입니다. 사람이 각성하고 있는 시간은 약 16시간으로 알려져 있는데 기상한 아침부터 서서히 졸음의 파워인 수면 압력은 높아져 갑니다. 오후 2시는 수면 압력이 점점 더 높아지는 시간으로 알려져 있습니다. 원숭이는 이 시간대에 낮잠을 자는 경우가 많으므로 이 졸음의 주기를 계통 발생적인 잔재로 생각하는 설도 있지만, 인간이 원숭이와 유전학적으로 가깝다고 해서 오후에 졸음이 오는 것은 결코 아닙니다.

스탠퍼드대학 실험에서는 아침에 평소보다 오래 자거나 커피를 마시는 행동이 대항책으로 효과가 있었지만 점심을 거르더라도 졸음이 오는 것에는 거의 차이가 없었습니다. 아침에 평소보다 오래 자면 오후에 덜 졸립다는 것은 깨어났다가 다시 자는 수면족들에게는 희소식일지도 모르겠습니다.

오후 2시에 미팅이나 회의 등의 일정을 잡는 경우가 많지만, 꾸벅꾸벅 졸기 쉬운 위험한 시간대이기도 합니다.

🕐 졸음이 아닌 '권태감' 예방

점심 식사와 졸음은 관계없다는 사실을 설명했지만, 그래도 실제로 졸리다는 사람이 많은 것 같습니다. 사실 이런 흐릿한 감각은 졸음이 아니라 '권태감'입니다. 식사를 하면 혈당이 상승하는데 밤에 먹는 것보다는 건강에 낫다는 생각으로 라면이나 튀김을 배불리 먹으면 혈당치가 급상승해 오렉신의 분비량이 억제될 가능성도 있습니다.

오렉신이란 각성 스위치를 켜는 신경 전달 물질로, 공복에 분비되는 성질이 있습니다. 밤에 배가 너무 고프면 잠이 잘 오지 않는 것도 이 때문입니다. 그런데 점심을 배부르게 먹으면 각성 스위치를 끄는 것과 같은 결과를 가져오므로 권태감이 밀려오는 것이죠.

한가로운 점심 모임이라면 배부른 휴식 모드가 되어도 문제없을 것입니다. 하지만 점심 식사 후 졸려서 일에 지장이 생겨 고민이라면 점심 식사량을 줄이는 것이 해결책이 될 수 있습니다. 보통은 위장을 80퍼센트만 채우는 것이 좋다고 하는데, 여기서 조금 더 줄여 위장을 70퍼센트만 채우면 각성 스위치를 켠 상태가 유지될 것입니다.

식사 때 꼭꼭 씹어 먹으면 자극이 더해져 각성에 도움이 됩니다. 점심시간의 즐거운 대화도 당연히 각성에 도움이 됩니다.

낮잠을 참아야 할까요   Q

A 30분 이내의 낮잠은 장점이 더 많습니다

세계 대도시 인구의 수면 시간을 비교한 통계에서도 도쿄의 수면 시간은 최악 1순위로 6시간 미만입니다. 최악 2순위인 뉴욕도 6시간 반입니다. (서울의 수면 시간은 6.7 시간) 이 자료를 보면 수면 부채가 쌓여 있는 사람들이 더 많다는 뜻이므로, 낮잠을 자는 것은 단점보다 장점이 더 많습니다. 낮잠 후 일시적으로 업무 수행 능력이 올라가는 것은 경험으로나 실험으로도 확인되었습니다. 게다가 가장 최근의 연구에서는 낮잠으로 질병의 위험도 막을 수 있다는 사실이 밝혀졌습니다.

치매 환자와 그 가족을 포함한 600여 명에게 낮잠 자는 습관이 있었는지를 질문하여 이 습관과 치매 위험을 비교한 일본의 연구가 있습니다.

1일 30분 미만의 낮잠을 자는 습관을 가진 사람은 낮잠 자는 습관이 없었던 사람과 비교해 치매 발병률이 1/6~1/7밖에 안 되었고 치매 외에 당뇨병 등에서도 비슷한 결과가 나왔습니다.

여기서 포인트는 '30분 미만'입니다. 매일 30분에서 1시간의 낮잠 습관을 가진 사람의 치매 위험은 낮잠 습관이 없는 사람의 절반 정도였습니다. 위험도는 확실히 낮지만, 30분 미만인 사람만큼 극적인 차이는 아닙니다. 또 1시간 이상 낮잠 자는 습관을 가진 경우, 치매 위험이 2배 정도 증가한 점도 눈여겨볼 대목입니다.

입면하고 처음 90분이 황금 시간대라면 낮잠도 90분이 좋지 않냐는 질문을 가끔 받지만 낮잠은 30분 미만으로 자도록 합시다. 낮에는 설사 입면 직후라도 깊은 비렘수면은 나오기 어렵습니다. 낮잠이 길고 깊은 비렘수면이 나오면 모처럼 조정한 체내 시계가 고장 나 버립니다. 하루에 걸쳐 서서히 쌓여가는 수면 압력도 줄어들어서 밤낮이 바뀌고 밤에 잠을 잘 수 없게 될 것입니다.

또 수면 관성이라는 현상이 있어서 깊은 수면 후에는 일시적으로 뇌가 작동하지 않으므로 작업 능률도 떨어집니다. 깊은 잠에 빠져 있는 사람을 억지로 깨운 것 같은 상태가 된다면 작업 능률 향상을 위한 목적의 낮잠으로는 실격입니다.

낮잠은 어디까지나 일시적으로 졸음을 잡기 위한 응급처치이므로 '낮잠은 30분 미만'이라는 규칙을 철저히 지킵시다.

Q 집에서 낮잠을 잘 때 침대에 누워도 괜찮을까요

 A 너무 오래 자지 않는다면 OK입니다

"회사에서 낮잠이라니 말도 안 돼. 게으름 피우는 것이다."

이 말은 이미 낡은 가치관이 되었을지도 모릅니다. 낮잠을 자야 효율이 올라가고, 생활 습관병을 예방하며, 질병으로 인한 결근이나 입원 치료 위험도 줄어든다는 생각은 과거에는 구글 등 일부 IT 기업 특유의 인식이었지만, 이제는 꽤 확산되었다고 생각합니다.

직원들의 낮잠은 에너지를 충전하는 시간이기 때문에 길게 보면 '업무를 위한' 시간이 되는 것입니다. 이제는 기업의 대표와 임원들도 이런 인식을 가졌으면 좋겠습니다.

🕐 어떤 방식의 낮잠이 좋을까

회사에서 낮잠을 잔다면 수면실이 있는 업종이나 멋스러운 해먹이 있는 IT 계열 기업이 아닌 한 책상 위에 엎드려 자게 될 것입니다. 편안한 자세가 바람직하지만 점심시간의 절반은 식사를 하고, 절반은 책상에서 낮잠을 자는 것도 도움이 될 것 같습니다.

코로나19 유행으로 재택근무도 많이 늘었습니다. 재택이라면 어떤 식으로 낮잠을 잘지 선택지가 늘어납니다. 몸을 쉬게 하는 것이 목적이기 때문에 소파나 침대에 누워도 좋습니다. 저도 그렇게 하고 있습니다. 개인적으로는 비행기 비즈니스 클래스 같은 리클라이닝 의자가 좋지 않을까 생각합니다. 옆자리에 있는 사람의 행동이 신경 쓰이지 않는 거리와 공간이라면 만약 취침 중 침을 흘리더라도 부끄럽지 않습니다.

하지만 너무 편안해서 30분 이상 자게 되면 곤란합니다. 알람을 켜두거나 가족에게 깨워줄 것을 부탁하는 등 궁리를 합시다. 내버려 두면 3~4시간씩 낮잠을 잔다는 사람은 수면 부채나 수면 장애 등으로 인해 낮 동안의 수면 압력이 비정상적으로 높을 가능성이 있습니다. 이런 경우는 의사와의 상담을 고려합시다.

🕐 퇴근 시간 교통편에서 자는 것은 낮잠?

직장인 중에는 퇴근하는 교통편에서 '낮잠'이 아닌 '저녁잠'을 자는 사람이 있습니다. 이론적으로는 밤의 수면이 얕아지므로 저녁잠은 피하는 것이 맞지만, 피곤한 몸인지라 전철의 진동이 졸음을 부르는 요소가 될 수도 있습니다. 운 좋게 좌석에라도 앉게 되면 기분이 좋아져서 더 빨리 졸 수도 있겠지요.

퇴근시간 대중교통 안에서의 쪽잠 역시 모두에게 금지할 필요는 없다고 생각합니다. 쪽잠을 자도 밤잠에 영향을 받지 않는다면 무조건 나쁘다고 할 수 없으니까요.

어린이들은 늦은 오후에 선잠을 자면 밤잠을 설치는 경우가 많지만, 퇴근길 대중교통 안에서 잠시라도 눈을 붙이고 싶은 사람에게 '피곤해도 저녁잠은 피하라'고 말하는 수면 전문가들은 평소에 도대체 어떤 생활을 하고 있는지 한번 보고 싶기도 합니다.

다만 퇴근길에 잠을 잤더니 밤에 잠들기 어려웠던 경험이 있는 사람은 책을 읽거나, 스마트폰으로 작업을 하거나, 또는 서서 가거나 해서 저녁잠에 들지 않도록 하는 것이 좋겠습니다.

덧붙여서, 출근길 교통편에서 운 좋게 쪽잠을 잘 수 있는 상황이 되었다면 잠을 청해도 무방합니다. 아침 기상 후 다시 잠을 자더라도 장점은 있으니까요.

🕐 스티브 잡스도 했던 파워 낮잠

사람마다 체질이 달라서 모든 사람에게 추천할 수는 없지만 스티브 잡스는 야간 수면을 4시간 정도 잤고, 낮잠도 잠깐씩 잤다고 합니다.

예전에는 낮 시간을 자유롭게 사용할 수 있는 사람은 스티브 잡스와 같은 '위대한 사람'이거나 은퇴한 고령자뿐이었지만, 코로나19 이후의 세상에서는 낮 시간 사용법을 각자 구성할 수 있는 사람도 늘어날 것입니다. 자신의 상황에 맞게 낮잠을 많이 활용하면 좋겠습니다.

수면에는 개인차가 있으므로 정해진 정답이 있는 것이 아닙니다. 무엇이 좋은지 나쁜지를 판단하는 것은 개인의 경험이 기준이 되는 경우도 많습니다.

졸음을 이길 수 있는 방법을 가르쳐 주세요 **Q**

A 커피와 각성 음악을 활용해 보세요

　졸음을 쫓고 싶을 때는 뜨거운 음료를 마시는 것이 효과가 있습니다. 뜨거운 커피가 졸음을 깨우는 단골 음료인 까닭은 카페인 함량이 한 잔당 약 150㎎으로, 녹차나 홍차에 비해 많기 때문일 것입니다. 카페인은 수면을 촉진하는 피로 물질인 아데노신의 효과를 저해하는 작용도 있습니다. 휴식 시간을 가질 수 있다면 조금 우아하게 커피와 음악으로 졸음을 깨는 것은 어떨까요.

🕐 산미가 있는 뜨거운 커피를 고른다

　커피 원두를 로스팅할 때 많이 볶거나 가볍게 볶는 등 볶는 정도에 따라서도 맛이 달라집니다. '각성'이라는 의미에서는 가볍게 볶은 산미 있는 커피가 좋습니다. 나고야대학의 조사에 따르면 미각 자극의 강도는 신맛, 짠맛, 쓴맛, 단맛의 순서라고 합니다. 신맛과 쓴맛이 강한 만델링 같은 커피에 달콤한 쿠키가 아닌 짠맛의 견과류를 씹어봐도 좋습니다.

커피는 예로부터 음용되어 왔으며, 하루 500~600㎎ 정도의 카페인 섭취는 건강에 미치는 이점이 많습니다. 저는 개인적으로 주문 후에 에스프레소 머신으로 한 잔씩 추출하는 방식의 신맛이 없는 아메리카노 커피를 좋아하는데, 최근에는 이런 추출 방법의 아메리카노 커피가 한국, 일본은 물론이고 커피 선진국인 유럽에서도 대중화되고 있습니다.

다만 커피는 체내에서 대사되는 속도가 느리기 때문에 취침 시간에 가까워져서 마시는 커피는 수면의 질을 떨어뜨립니다. 하지만 저녁 식사 후에 커피를 즐기는데도 자신의 수면 리듬에 영향을 주지 않는다면 그만둘 필요는 없다고 생각합니다.

에너지 드링크라는 이름으로 팔고 있는 상품들도 각성 효과는 있지만, 계속 마셔도 괜찮은지 생각해 볼 필요가 있습니다.

⏱ 같은 「비창」이라도 차이콥스키는 각성, 베토벤은 수면에 효과가 있다?

저는 예전부터 'KDFC'라는 샌프란시스코 FM 라디오의 팬이었고, 지금은 인터넷으로 듣고 있습니다. 광고 없이 24시간 클래식 음악을 틀어주는 방송국인데 같은 클래식이라도 아침에는 의욕이 생기는 곡, 밤에는 편안한 곡을 선곡해 내보내는 것 같습니다.

한국에서도 들을 수 있지만 시차 관계로 오전에 느긋하고 한가로운 곡이 나오는 경우가 있어 아무래도 맞지 않는 부분이 있습니다. 아마 미국 서해안 시간대에 맞춰 방송을 하기에 자연히 그런 선곡이 된 것 같습니다.

입면에 도움이 된다는 클래식 음악은 많지만 각성에 도움이 된다는 클래식 음악은 많이 소개되지 않았습니다. 하지만 좋은 각성이 있어야 좋은 수면도 존재한다고 생각합니다.

그래서 '각성에 도움이 되는' 음악도 있을 것이라는 가설을 세우고 조사해 보았습니다. 30곡 정도의 클래식 음악을 선택하여 20대부터 60대까지 남녀 164명을 대상으로 오전과 저녁에 나누어 듣도록 했습니다. 이를 분석했더니 기분이 '업up되는 곡'과 '다운down되는 곡'이 확연히 나뉘었습니다.

예를 들어 베토벤의 「운명」이나 오펜바흐의 「천국과 지옥」, 카발렙스키의 「광대들」을 듣고 졸음이 오는 사람은 드물 것입니다. 오펜바흐의 「천국과 지옥」의 '캉캉' 테마를 들으면 누구라도 캉캉 춤을 흉내 내거나 몸이 들썩거리기 마련이니까요.

또 같은 「비창」이라도 차이콥스키 교향곡 6번 3악장에는 대부분 기분이 업된다고 답한 반면, 베토벤의 피아노 소나타 2악장에는 많은 사람이 편안해진다고 대답했습니다. 이 이야기를 했더니 흥미를 가진 음반 회사가 수면과 각성에 도움이 되는 곡을 조합한 「Night & Day 최고의 수면과 각성을 위한 Classic」이라는 2장의 CD를 발매하여 감수한 적이 있습니다.

음악은 개인적인 주관도 크게 작용하므로 모니터 조사를 연구라고 부를 수는 없습니다. 항간에서 졸음을 유도한다고 믿고 있는 모차르트 음악의 '진동'도 과학적으로 입증된 단계에는 이르지 못했습니다. 하지만 이것 또한 긍정 루틴이므로 음악을 듣고 졸음이 깼다는 경험이 있다면 활용해 보는 것이 좋습니다.

록이든 헤비메탈이든 K-POP이든 다 좋습니다. 각성 스위치를 켜기 위한 자극제로 커피와 음악을 활용해 봅시다.

⏰ 순식간에 졸음에서 깨는 방법

자동차 운전 중 졸릴 때면 저는 껌이나 레몬 맛 사탕 등을 수시로 먹습니다. 뜨거운 커피도 좋지만 운전 중에 뜨거운 커피를 마시는 것은 무리가 있어서 껌이나 사탕을 항상 차 안에 두고 있습니다. 시차 장애 때도 졸음을 깨는 것이 중요한데, 시차 장애 상태에서 운전은 매우 위험하므로 최근에는 최대한 운전을 하지 않습니다. 껌이나 사탕의 포장을 뜯거나 버리는 행위는 귀찮지만, 그 행위 자체도 각성에 도움이 되는 자극입니다.

최근에는 편의점 커피가 저렴하고 맛도 좋아졌기 때문에 운전 중에는 틈틈이 휴식도 취할 겸 편의점에 들러 커피나 달지 않은 디저트를 먹는 것도 안전 운전의 요령입니다. 졸음 운전은 대참사를 야기하는 행동이니 절대 금지입니다.

8시간 이상 잤는데도 졸려요 **Q**

A 수면 무호흡 증후군을 의심해 보세요

지금까지 낮의 졸음에 대한 대처법을 설명했습니다만 정말 해결하고 싶다면 수면의 양을 확보하고 질도 개선해야 합니다.

수면의 질을 개선하기 위해 낮 동안 유의할 점에 대해서는 5교시에 살펴보겠지만 4교시의 마무리로 일상적인 질병이자 수면의 질을 떨어뜨리는 가장 큰 요인인 '수면 무호흡 증후군'과 낮의 졸음에 대해 알려드리겠습니다.

⏰ 7~8시간 자도 낮에 졸리다면 요주의

충분히 잤는데도 낮에 졸리다면 수면 무호흡 증후군을 의심해봐야 합니다. 여러 번 말했듯이 수면 무호흡 증후군은 치료가 필요한 심각한 질병으로 다음과 같은 위험을 불러옵니다.

- 중등도 이상일 경우 치료하지 않으면 약 40%가 8~9년 안에 사망
- 코로나19 등 상기도 감염 위험 약 8배 이상
- 생활 습관병(비만, 당뇨병, 고혈압 등)의 위험 증가
- 순환기계 질환(심근 경색, 뇌출혈 등)의 위험 증가

　미국에서는 역학 조사 결과 '감염 위험이 8배'로 나타났기 때문에 코로나19 백신을 수면 무호흡 증후군 환자에게 우선 접종한 주도 있습니다. 이렇게 무서운 병이지만 동시에 일상적인 병이기도 합니다. 일본에서도 성인 남성 20명 중 1명 이상에게서 발병하고 있습니다. 중년부터 고령의 남성에게 많이 발병하지만 이미 말했듯이 동양인들은 체형상의 문제로 어린이나 젊은 사람, 여성 환자도 드물지 않습니다.

　물론 경증부터 중증까지 차이는 있지만 아사히대학교 치학부 교수 오쿠라 무쓰미 교수진이 비만이 아닌 수면 무호흡 증후군 환자들만 모아 실시한 조사에서도 남성 5%, 여성 2%가 중등도 이상의 심각한 상황이었습니다.

🕐 수면 장애가 원인인 교통사고도 많다?

수면 무호흡 증후군이 아니더라도 수면 부채가 쌓여 있으면 심각한 사고가 일어날 수 있습니다. 1990년대 후반 미국 뉴저지주에서 매기라는 학생이 고속도로를 주행하던 중 추돌 사고를 당해 즉사했는데 옆에서 추돌해 온 가해 차량의 운전자는 연속 30시간 동안 잠을 자지 않은 상태였습니다.

음주 운전이면 형사 처벌 대상이 되지만 당시에는 잠을 자지 않은 운전자가 운전해서는 안 된다는 법은 없었습니다. 따라서 가해 운전자는 수십만 원 정도의 벌금만 냈을 뿐 수감도 되지 않았습니다. 사고 당시 가해 운전자가 코카인을 섭취했다는 문제 제기도 있었지만 코카인은 반감기가 짧아서 사고 시에는 혈액에서 검출되지 않았습니다. 따라서 판결에서는 코카인의 영향은 없는 것으로 판단되었습니다.

무엇보다 앞길이 창창한 딸을 잃은 어머니의 억울함은 헤아릴 수 없는 것이었습니다.

이러한 문제를 예방해야 한다는 여론이 미국에서 들끓었고 몇 년 후에 '24시간 이상 수면을 취하지 않고 운전하면 형사 처벌을 받는다'는 법이 제정됐습니다.

🕐 졸음운전과 음주 운전의 위험도는 같다

졸음은 마이크로슬립이라고 하는데 짧게 잔다는 뜻이 아니라 완전히 잠들어 있다는 뜻입니다. 순간적으로 조는 시간은 1초에서 10초 정도이지만 시속 60km 차량이면 4초 만에 약 70m를 달립니다. 의식이 완전히 상실된 상태에서 70미터 앞의 차, 줄지어 있는 아이들, 상가, 빨간불이 켜진 도로에 돌진한다면, 어떤 참극이 벌어질지 상상하기 어렵지 않습니다.

미국에서 개발되어 수면 의학에서 흔히 사용되는 방법 중에 지루한 상황에서 얼마나 민감하게 반응할 수 있는지를 측정하는 테스트가 있습니다. 실험 참가자에게 태블릿 화면의 동그란 도형을 약 90회 무작위로 보여주면서 도형이 나올 때마다 버튼을 누르게 했는데, 술을 마시고 테스트에 응할 경우 알코올의 혈중 농도가 높아짐에 따라 반응 속도가 떨어지는 것을 확인할 수 있습니다.

예를 들어, 일본에서는 알코올 혈중 농도가 0.05% 검출되면 운전면허 취소인데(한국의 경우 0.03%), 이 수치의 실험 참가자는 비음주 시에 비해 약 8% 정도 반응 속도가 떨어집니다.

비슷한 실험을 수면을 취하지 않은 상태로 실시했더니 자지 않고 18시간 연속으로 깨어 있으면 음주를 한 것과 비슷한 정도의 반응 속도 저하를 보였습니다.

미국 뉴저지주에서는 24시간 자지 않고 차를 운전하면 형사 처벌을 받습니다. 음주 운전과 동일하다고 판단하는 것이지요. 수면 부족의 법제화는 다른 2~3개 주로도 확산되었고, 수면 부족 시 운전의 위험성을 미국 전역에서 인식하게 되었습니다.

전미자동차협회(AAA재단: 교통안전을 추진하는 미국의 단체)의 조사에 따르면 사망자가 발생한 운전 사고 중 16.5%는 수면 부족과 졸음이 원인이었다고 합니다. 이 수치는 음주 운전으로 인한 사망사고만큼 높을 것으로 보입니다.

고령이나 음주로 인한 위험 운전이 문제가 되고 있지만 수면 부채가 있는 사람, 수면 무호흡 증후군 등으로 잠을 잘 자지 못하는 사람의 운전도 같은 정도로 위험하다는 인식을 가져야 합니다. 낮시간 졸음운전의 위험성을 좀 더 심각하게 인식해서 수면 습관 개선을 위해 노력해야 할 것입니다.

⏱ 운전자가 아니라 '우리들'의 문제

장거리 트럭 운전자를 대상으로 한 미국 조사에서는 비만인 사람일수록 사고를 많이 냈는데 이들은 수면 무호흡 증후군일 확률이 높기 때문이라고 추정했습니다. 즉, 비만이거나 수면 무호흡 증후군이 있으면 사고 확률이 2~3배 높아진다는 겁니다.

장거리 운전자들은 광대한 거리를 횡단하기 때문에 밤샘 등 불규칙한 생활을 하고 있고, 선잠을 자도 좁은 차내에서 잘 수밖에 없기 때문에 수면 환경이 나쁘며, 운전하면서 바로 먹을 수 있는 정크 푸드 등으로 식사를 때우므로 영양 불균형이 되기도 쉽습니다. 이러한 근무 환경은 비만이나 수면 부채 증가, 수면 무호흡 증후군으로 이어져 사고를 일으킵니다. 야간 버스 사고가 종종 발생하는 것도 아마 이 때문일 것입니다.

운전자에게 책임을 묻는 것은 쉬운 일입니다. 그러나 그들이 운반하는 식품이나 인터넷 쇼핑 상품은 누군가 주문한 것이며 새벽 배송의 편리함을 누리고 있는 사람은 바로 '우리들'입니다.

국가와 기업은 이 문제에 더 진지하게 임해 대책을 마련할 책임이 있고 사회 전체의 문제로 바라봐야 한다고 생각합니다. 졸음과 수면 부채의 폐해는 우리 모두의 문제입니다.

아울러 개개인별로 수면의 질을 높일 수 있는 낮 시간의 수면 요령을 5교시 수업에서 알려드리겠습니다. 자신의 몸을 지키는 것 역시 '우리들'이 할 일이니까요.

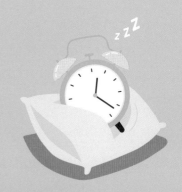

5교시
적절한 수면으로
'삶의 질'을 올린다

Q 수면 무호흡 증후군이 아닌지 걱정됩니다

A 스마트폰으로 '수면 동영상'을 찍어봅시다

좋은 수면과 좋은 각성은 연결되어 있습니다. 이 둘은 결코 뗄 수 없는 관계이기에 다음과 같이 강조한 바 있습니다.

"체내 시계가 원활하게 작동하는 탄력 있는 생활을 합시다. 아침 기상부터 밤에 다시 잠들 때까지 규칙적으로 지냅시다. 아침에 제대로 햇빛을 쬐고 낮에 식사나 운동을 적절히 하면 밤이 되면 저절로 졸립니다. 입면이 원활하면 숙면을 취할 수 있습니다. '황금의 90분'의 혜택을 받아 뇌와 몸이 재충전되기 때문에 이튿날 아침에 개운하게 일어날 수 있습니다."

하지만 이것은 이상에 가깝습니다. 잠을 못 자는 이유가 넘쳐나기 때문입니다. 스트레스, 시간을 아껴서라도 해야 할 일들, 주변의 소음, 영유아가 있는 경우라면 더더욱 수면 부족에 시달릴 수밖에 없지요. 교대 근무자로서 일상적으로 야근을 해야 할 수도 있습니다. 그래서 5교시에서는 한정된 조건 속에서 수면의 질을 높이기 위해 낮에 할 수 있는 일들을 소개해 보겠습니다.

그 전에 말해두고 싶은 점은 낮의 모든 노력을 헛되게 하는 수면 무호흡 증후군을 먼저 치료해야 한다는 것입니다. 수면 무호흡 증후군은 수면의 질을 떨어뜨리는 가장 큰 위험 요인이며, 치료하지 않으면 생명에 큰 위협이 될 수도 있습니다. 다음 내용을 보고 짚이는 것이 있다면 우선 검사를 받길 권합니다.

⏰ 살이 쪄서 셔츠 깃이 꽉 끼인다

체형상 어쩔 수 없는 좁은 기도도 문제가 될 수 있지만 수면 무호흡 증후군의 가장 큰 위험 요인은 비만이라고 할 수 있습니다. 해부학적으로 말하면 비만으로 지방이나 연부 조직에 의해 기도가 두꺼워지면 목이 처지고 굵어지는데 목둘레가 굵어진 것은 위험 신호로 봐야 할 것입니다. 젊었을 때와 비교해서 살이 10~20킬로그램 더 쪘다는 사람은 특히 주의해야 합니다. 셔츠의 깃이 끼인다거나 터틀넥을 입었을 때 불편하다면 하나의 신호라고 생각해야 할 것입니다.

🕐 코를 곤다

코를 고는 사람은 수면 무호흡 증후군 예비군입니다. 연부 조직이 두꺼워지면서 기도가 좁아지는 것도 코골이의 한 원인입니다. 가족이나 배우자에게 코를 곤다는 지적을 받으면 주의해야 합니다.

🕐 자신의 수면을 스마트폰으로 촬영해 본다

가족이나 동거인에게 자고 있을 때의 상태를 물어봤을 때 "코를 엄청 골다가 가끔 훅 하고 숨이 멈춰."라는 대답을 들었다면 빨간불입니다. 혼자 사는 사람도 있고, 가족이 있어도 밤새 수면 상태를 지켜봐주기 어려울 수도 있습니다. 그러니 수면 무호흡 증후군이 걱정되는 사람은 스마트폰으로 자신의 잠든 모습을 촬영해서 확인해 보는 것도 좋습니다.

동영상을 살펴볼 때 주목해야 할 점은 세 가지입니다.

1. 코를 골고 있는가?

2. 간헐적으로 호흡을 멈추지 않는가?

3. 발이 갑자기 움직이거나 규칙적으로 움직여서 깨지는 않는가?

1, 2번은 말 그대로 금방 알 수 있습니다. 3번은 내 의지와 상관 없는 운동, 다시 말해 부수의 운동인데 일정한 리듬으로 다리가 움직이거나 다리를 긁거나 하지는 않는지를 주목해서 봐야 합니다. 수면 중 이상 지각으로 다리가 간지러워 손으로 긁거나 두 다리를 비비며 긁는 경우도 있으며 통증이 동반되기도 합니다.

어려운 용어지만 '주기성 사지 운동 장애'라는 병증이 있는데, 다리가 규칙적으로 움직이는 장애를 말합니다. 이것만으로는 강한 수면 장애를 일으키지는 않지만 앞서 언급한 이상 지각이 동반되어 '하지 불안 증후군'이라고 불리는 병증이 있을 가능성도 많습니다.

하지 불안 증후군이 있으면 수면 장애가 심해져서 푹 잘 수 없습니다. 드물게 소아에게서도 볼 수 있지만 주로 40세 이상 중장년 층에게 많고 남성에 비해 여성 환자의 비율이 많은 것으로 보고되고 있습니다. 철분 대사와 도파민 신경 전달 기능 이상이 주원인이지만, 몇 가지 유전 요인도 보고되고 있으며, 투석 중인 신부전 환자에게도 많이 발병합니다. 하지 불안 증후군을 치료하면 수면의 질도 좋아지는 경우가 많은데, 이 증상을 치료하는 약물 요법도 개발되어 있습니다.

수면 중 불수의 운동은 아이가 잠에서 덜 깼다거나 잠꼬대를 하는 등 어느 정도 성장하면 가라앉는 이른바 양성 질환이 많은데, 하지 불안 증후군 외에 고령에 발병하는 불수의 운동도 있습니다. 꿈을 꾸고 있을 때는 일반적으로 몸이 움직이지 않지만, 렘수면 운동 장애라는 병을 앓고 있다면 마치 꿈을 실제로 체험하는 것처럼 몸이 움직입니다.

꿈을 꿀 때 대뇌피질 운동 영역에서는 마치 행동하는 것처럼 활발한 신경 활동을 볼 수 있습니다. 보통은 근육과 몸이 움직이지 않도록 제어되고 있는데 이것이 제어되지 않을 때 렘수면 운동 장애가 생깁니다.

렘수면 운동 장애는 간단히 말해서 가위눌림과 반대되는 증상이라고 생각하면 쉽습니다. 극단적인 경우 프로격투기에 관련된 꿈을 꾸면서 강렬한 킥이나 펀치를 날려서 옆에서 자고 있는 사람에게 위해를 가하기도 합니다. 이 병은 파킨슨병이나 루이소체 치매와 합병해 발병하는 경우가 많고, 렘수면 시 근육의 탈력 기전에 장애가 생기는 퇴행성 질환이므로 시간이 흐를수록 더욱 심해질 가능성도 있습니다.

이러한 수면중 불수의 운동 진단에 도움이 되는 것이 수면 동영상입니다. 가능하다면 동영상은 보통날, 피곤한 날, 술 마신 날 이렇게 세 가지 패턴으로 찍어보십시오. 심할 때와 그렇지 않을 때의 차이를 알 수 있습니다. 코를 크게 골아서 호흡이 멈춘다면 망설이지 말고 병원으로 직행해야 합니다.

Q 수면의 질을 높이는 운동을 알려주세요

A 일주일에 1~2회, 해 질 녘에 유산소 운동을 권합니다

수면의 질을 높이기 위해서는 각성하고 있는 낮에 체온을 올려 둡시다. 우리 몸은 강약 조절이 중요해서 낮에 체온을 올려두면 밤에 내려가기 쉬워집니다. 그렇게 되면 '황금의 90분'이 확실히 찾아오고 교감 신경과 부교감 신경의 교대도 잘 이루어집니다.

🕐 운동 타이밍은 밤 시간은 제외!

아침, 낮, 저녁, 언제든 운동은 수면의 질을 높이지만 밤에 자기 전에는 격렬한 운동을 피합시다. 운동으로 인해 올라가는 것은 체온뿐만이 아닙니다. 도파민, 아드레날린이 나오는 등 텐션도 올라가고 교감 신경이 우위가 됩니다. 이 상태에 잠이 잘 올 리 없습니다.

나아가 우리 연구소의 조사 결과, 자기 전에 격렬한 운동을 하는 습관이 있는 사람은 코로나19 감염 위험이 상승한다는 사실이 밝혀졌습니다. 외출이나 헬스장에서 확진자와 접촉할 가능성이 높다는 것과 근육 트레이닝 등 격렬한 운동 직후 면역력이 떨어지는 것이 원인으로 보입니다.

가벼운 스트레칭이나 요가 등 편안한 운동은 뇌의 각성 스위치를 끌 수 있기 때문에 입면에 효과가 있지만, 밤에 체온이 오르내릴 정도의 격렬한 운동을 하는 것은 금지입니다.

또 아침이나 낮에 땀이 날 정도의 운동을 하면 체온이 오르내리고 졸음을 유발하기 때문에 운동은 해 질 녘에 하는 것을 권합니다.

⏰ 근력 운동보다 유산소 운동을 주 1~2회 하자!

운동과 수면에 대한 논문을 살펴봤을 때 일반적으로 유산소 운동이 수면의 질을 높인다고 합니다. 근력 운동보다는 조깅이나 걷기 등이 좋다는 말입니다. 노령층이라면 가벼운 산책으로 충분합니다.

주 1~2회든 매일이든 유산소 운동은 수면에 좋은 영향을 주는 것으로 알려져 있습니다. 구체적으로 말하면 잠이 잘 오고 중도 각

성이 줄어듭니다. 깊은 수면도 늘어나고 수면 시간도 길어지는 것이죠. 흥미롭게도 단시간 운동으로도 깊고 질 좋은 수면을 유도하는 효과가 있으니 평소 수면 문제를 겪고 있다면 꼭 실천해 보기를 바랍니다.

기전은 잘 알려져 있지 않지만 수면에 영향을 주는 사이토카인 등의 분비량이 운동을 할 때 증가하는 것으로 보고되고 있습니다. 바빠서 별도의 운동 시간을 내기 어려운 직장인이라면 퇴근 시 두 정거장 정도 전에 내려서 걸어봅시다. 혹은 저녁에 마트에 들러 식재료를 산다든지 강아지 산책을 시킨다든지 등의 방법으로 걷는 시간을 조금이라도 늘려봅시다. 요즘은 간단한 식자재조차도 인터넷으로 구입하는 경향이 늘어 마트를 찾는 일도 줄었으니 말이죠.

최단 거리 루트에서 벗어나 여유를 가지고 옆길로 돌아가 보는 것도 좋겠지요. 그 결과 짧더라도 양질의 수면을 취할 수 있다면 '바쁠수록 돌아가라'는 말 그대로 오히려 효율적인 생활이 될 수 있습니다.

저도 오랜만에 친구들과 2시간 정도 산책하고 그날 밤 아주 잘 잔 경험이 있습니다. 다만 오로지 수면만을 위해서 매일 2시간씩 산책을 할 수는 없다는 현실이 안타까울 뿐입니다.

하루 종일 스마트폰이나 컴퓨터를 사용하는데
수면에 악영향을 줄까요 Q

A 일몰 이후에는 줄이도록 합시다

안데르스 한센이 쓴 『인스타 브레인』이 베스트셀러가 되면서 세계적으로 스마트폰에 의존하는 것이 문제로 지적되고 있습니다. 스마트폰으로 인한 뇌 과로가 수면 장애, 인지 기능 저하를 일으킬 것이라는 우려 때문입니다.

🕐 빛은 보는 것만 아니라 느끼는 것

아침에 태양광을 받으면 수면을 돕는 멜라토닌 합성 분비가 멈추고, 아침이라고 인식해 체내 시계가 조정된다고 설명했습니다. 빛이란 보는 것만이 아니라 '느끼는' 것입니다. 빛은 망막을 통해 시각(추체, 간체)과는 별개의 이른바 제3의 눈(멜라놉신)이라는 수용체에 감지된 뒤 일단 상경부까지 하강하고, 상경부 신경절을 통해 송과체에 도달하게 됩니다.

사람의 송과체는 뇌 중심의 가장 아래쪽에 위치하지만 새의 송과체는 머리 꼭대기에 있고 멜라놉신도 존재하므로 송과체가 빛을 받아들이고 있습니다. 심지어 조류의 뇌에는 피놉신이라고 하는 멜라놉신과 비슷한 수용체가 있어 뇌 전체에서 빛을 감지하고 있는 것 같습니다.

예를 들어 철새들은 이들 광수용체로 태양의 리듬을 감지하여 밤낮의 리듬을 조정합니다. 그뿐만 아니라 동료 새들과 함께 이동하자는 소통을 하는 것도 아닌데 같은 계절에, 같은 방향으로 날아오를 수 있습니다. 빛을 감지하는 수용체가 그야말로 시간과 계절까지 감지하는 GPS인 셈입니다.

⏱ 빛은 각성의 빛

빛은 정확하게 말하면 전자파입니다. 빛에는 사람의 눈에 보이는 가시광선과 사람의 눈에 보이지 않는 것이 있습니다. 가시광선의 파장은 350nm(나노미터)에서 800nm라고 하며 400nm보다 짧은 파장은 자외선, 700nm보다 긴 파장은 적외선입니다. 블루라이트의 파장은 380nm에서 500nm인데, 특히 470nm 근처의 파장이 멜라놉신을 자극합니다. 뭔가 어렵게 들리겠지만 말하고자 하는 요지는 스마트폰이나 컴퓨터의 블루 라이트가 매우 강한 자외선에 가까운 빛이라는 것입니다.

자외선의 위험성은 잘 알려져 있는데 피로와 노화, 면역력 저하로도 이어질 수 있다고 합니다. 블루 라이트도 자외선에 버금가기에 영향이 큰 것은 확실합니다. 다만 각성과 활력, 기분의 고양 작용, 계절이나 시간의 큐(시작되는 신호)를 나타내는 등 중요한 기능을 하고 있으므로 무조건 나쁜 것은 아닙니다. 받아서는 안 되는 타이밍에 받으면 악영향이 생긴다는 뜻입니다.

⏱ 블루 라이트로 우울증이 개선된다?

수면과 블루 라이트의 관계는 어떨까요. 블루 라이트는 각성을 촉진하고 멜라토닌 분비를 억제합니다. 잠을 깨우는 역할을 하니 수면에 방해가 된다고 말하는 것입니다.

하지만 다른 관점에서 보면 블루 라이트 파장은 기분에 영향을 미쳐 우울증 개선, 자살 예방에 효과가 있다는 긍정적인 측면의 보고도 있습니다. 이 자살 관련 연구가 발표된 것은 2006년으로 아직 확실히 밝혀지지 않은 부분도 많지만, 계절성 정동 장애

(겨울철 우울증)뿐만 아니라 계절적인 요인이 아닌 우울증에서도 그 효과는 확인되고 있습니다. 고조도 광기구를 이용해서 아침에 5,000~10,000룩스의 빛을 30분~1시간 동안 받는 치료법이 있을 정도이니 블루 라이트 파장은 상황에 따라 긍정적인 영향을 주기도 합니다.

⏰ 컴퓨터, 스마트폰은 일몰과 함께 수면 모드로

태양광은 짧은 파장의 자외선부터 긴 파장의 적외선까지 모두 포함되어 있는, 이 세계에서 가장 강한 빛입니다. 블루 라이트의 영향력을 가지고 왈가왈부하지만 태양광에는 비교할 수 없지요. 하지만 태양광은 때가 되면 알아서 차단되지만 블루 라이드는 그렇지 않다는 것이 문제입니다.

블루 라이트에도 태양처럼 일몰의 시간이 필요합니다. 블루 라이트의 각성 효과는 수면 문제를 일으키므로 스마트폰이나 컴퓨터는 밤에는 끄거나 절전 모드로 재워주도록 합시다.

낮에 사용하는 블루 라이트는 정신 건강에 좋은 영향을 줄 수 있지만 밤에는 수면 부족을 가져오는 주범이 된다는 것을 기억합시다. 단, 이것은 블루 라이트에 한정된 이야기로, 스마트폰이 수면에 미치는 영향은 또 다른 문제입니다.

젊은 층은 스마트폰을 침대에 두고 있는 사람이 70~80%에 이른다고 하는데, 앞으로 그 비율이 줄어들기는 매우 어려울 것입니다. 하지만 취침 전 스마트폰 사용이 수면이나 몸의 리듬에 좋지 않은 것은 당연하므로, 좋은 수면을 취하고 싶다면 개인 차원에서 사용 시간을 최소한으로 하고 자극이 되는 사용은 자제해야 합니다. 단순히 빛, 블루 라이트 때문에만 각성되는 것이 아니니까요. 기분 나쁜 문자 한 통에 분해서 밤을 꼬박 샐 수도 있는 것입니다.

긴급 상황이 아니라면 밤에는 스마트폰을 멀리할수록 수면의 질이 보장된다고 할 수 있습니다. 이상하게도 비슷한 문자라도 푹 자고 난 아침에 보면 그다지 화가 나지 않습니다. 개인의 수면은 이런 사소한 것으로도 상당히 개선될 수 있습니다.

수면에 도움을 주는 음식은 무엇인가요 Q

A 아미노산 계열의 음식을 선택합시다

멜라토닌은 심부 체온을 낮춰 입면에 쉽게 들게 하는 장점도 있지만 면역력을 높이는 작용도 합니다.

⏰ 멜라토닌의 재료가 되는 음식은?

수면에 도움이 되는 음식이라면 아미노산을 포함한 식품을 꼽을 수 있습니다. 콩 제품, 유제품, 곡류 등에 포함된 트립토판이라는 아미노산이 체내에서 세로토닌으로 바뀌어 멜라토닌이 되는 것으로 알려져 있습니다. 그렇다고 해서 이러한 음식을 먹으면 멜라토닌이 점점 늘어난다는 말은 아닙니다.

트립토판이나 세로토닌의 장기적인 결핍을 해결하는 중요한 조건은 생활 습관의 강약 조절로 야간에 빛을 받지 않는 것입니다. 젊은 사람이라면 일반적으로 멜라토닌이 충분히 분비되고 있으므로 보충제 등은 필요 없습니다. 오히려 규칙적인 생활로 아침에 제대로 빛을 받고(빛을 받으면 억제 스위치가 켜진다) '밤에 멜라토닌이 제대로 분비될 수 있도록 억제 스위치를 끈다'는 체내 시계의 조정에 무게를 두는 편이 효과적일 것입니다.

🕒 멜라토닌은 생식과 암에 관계한다

멜라토닌은 항산화 작용이 있어서 안티에이징에 도움이 된다고 하지만 나이가 들면서 분비량은 줄어듭니다. 분비량이 줄어들어 노화가 되느냐, 노화로 분비량이 줄어드느냐는 닭과 달걀의 논쟁 같은 것일 수 있지만, 어쨌든 항산화 작용은 이로운 것입니다.

멜라토닌 분비량이 줄어드는 노년층일수록 콩 제품이나 유제품을 많이 먹는 게 좋냐는 질문도 있지만 사실 식품으로 섭취하는 멜라토닌의 양은 제한적이라 극적인 변화는 기대하기 어렵습니다.

멜라토닌에는 수면이나 체내 시계의 리듬을 조절하는 것 이외의 기능도 있습니다. 실험용 쥐 중에는 멜라토닌을 만들 수 없는 쥐가 많습니다. 멜라토닌을 만들 수 없는 쥐는 세대 이동이 빨라지기 때문에, 실험 쥐로 선택되었을지도 모르겠습니다. 다만 수면이나 몸의 리듬에 관계하는 물질은 멜라토닌뿐만이 아니기 때문에, 이런 쥐라도 수면이나 몸의 리듬에 특별한 이상은 없습니다.

소아에게 멜라토닌을 투여하면 초경이 늦어진다는 사례 보고가 있으므로 생식과 관련이 있는 것은 틀림없습니다. 멜라토닌은 또한 세포 증식에도 관계가 있는 것으로 알려져 있는데, 동물 실험에서는 멜라토닌 투여로 암세포 증식을 억제할 수 있다는 결과와 암에 걸린다는 결과가 모두 나와 있습니다.

콩 제품이나 유제품이라면 신경 쓸 필요 없겠지만, 잠을 위해 멜라토닌 보충제를 섭취하려는 사람은 긍정적인 면과 부정적인 면이 있다는 점을 이해해야 합니다. 그런 의미에서 중추에 작용하도록 개발된 합성 멜라토닌 작용제(제품명은 로젤렘)가 안전할 수 있지만 어린이나 임신 중인 여성의 경우는 의사의 상담하에 복용을 선택하는 것이 좋습니다.

다만 최근 일본에서는 소아기 발달 장애, ASD(자폐 스펙트럼증), ADHD(주의력 결핍 과잉 행동 장애), LD(학습 장애)에 따른 수면 곤란 문제를 개선할 목적으로 멜라토닌 제제의 사용이 승인되었습니다(한국은 아직 미승인). 이 경우는 멜라토닌 분비 부족이 발달 장애의 발병이나 증상에 관련되어 있을 가능성이 있는 사례에 보충 요법으로 쓰이는 것입니다.

⏰ 허브는 오래전부터 검증된 '전통적 영양제'

오래전부터 허브가 수면에 도움이 된다고 알려져 왔는데, 근거 있는 말이냐는 질문을 종종 받습니다. 모든 사람이 효과를 볼 수 있는 것은 아니지만 저는 긍정적으로 보고 있습니다.

허브가 수면을 돕는 데 수백 년간 사용되어 왔다면 어느 정도 긍정적인 효과가 있을 것입니다. 전혀 효과가 없거나 부작용이 있었다면 지금까지 이어지지 않았겠죠. 취향에 맞다면 캐모마일 차든 페퍼민트 차든 허브티를 마셔보는 것도 도움이 될 것 같습니다.

⏰ 밤에도 카페인을 끊지 않아도 된다

카페인이 각성 물질인 것은 사실이지만 저녁 식사를 마친 뒤 커피나 차로 한숨 돌리는 습관은 릴랙스로 이어집니다. 수면에 안 좋다는 이유로 그만둘 필요는 없습니다.

이 책을 포함하여 책이나 인터넷에는 온갖 정보가 넘쳐납니다. 하지만 그 정보가 모든 사람에게 딱 들어맞는 것은 결코 아닙니다. 우리는 수면을 위해 사는 것이 아니라 살기 위해 수면을 취하는 것입니다.

Q 속이 더부룩해서 숙면을 취할 수 없어요
밤에 과음, 과식하는 것이 원인일까요

A 역류성 식도염일 가능성도 있습니다

식사 후 바로 또는 취한 상태에서 잠이 들면 이튿날 아침 일어나도 수면 부족을 느낀다는 소리를 자주 듣습니다. 그렇다면 수면의 질을 낮추는 저녁 식사는 어떤 것일까요?

⏱ 밤에 먹는 라면이 수면에 나쁜 이유

좋은 잠을 위해서 너무 빈속으로 잠을 자는 것은 피해야 합니다. 앞서 언급한 대로 각성 스위치를 켜는 신경 전달 물질 오렉신이 나와서 수면을 방해하기 때문입니다.

그렇지만 반대로 과식이나 과음을 해도 수면의 질은 나빠집니다. 특히 위산 역류가 원인인 역류성 식도염은 수면의 질을 상당히 떨어뜨리는 것으로 알려져 있습니다.

위산 과다의 원인이 되는 기름진 것이나 짠 것은 저녁 식사 메뉴에서 제외합시다. 예를 들어 술을 마신 후의 매운 라면은 수면의 질을 확실히 낮추는 음식입니다.

가장 이상적인 저녁 식사는 자기 2~3시간 전에 끝내는 것입니다. 술도 마찬가지입니다.

⏱ 역류성 식도염, 코로나19, 수면 무호흡 증후군은 최악의 트리오

라스베이거스 근교의 혹한 고지에 있는 레스토랑에서 음식이 짜다고 생각하면서 무리해서 먹었다가 위산이 역류해서 잠을 설친 경험이 있습니다. 이튿날 아침 같은 지역의 다른 레스토랑의 식사도 짰기 때문에 이 지역 사람들은 유독 짜게 먹는구나 싶어 놀랐습니다. 전날 밤에는 꾸벅꾸벅 졸면서도 자꾸 잠에서 깨는 최악의 상황이었습니다. 일과성 위산 과다도 이렇게 고통스러우니 원인불명 불면증의 정체가 사실 역류성 식도염이었다는 말도 납득이 된다고 생각했습니다. 역류성 식도염은 증가 추세에 있습니다.

또한 인과 관계는 판명되지 않았지만 수면 무호흡 증후군이 있는 사람 중에는 역류성 식도염이 있는 사람이 많고, 주로 처방되는 위산 분비 억제제(양성자 펌프 저해제)의 사용으로 신종 코로나19 감염 위험이 높아진다는 데이터도 있습니다. 아마도 흡연, 음주, 생활 습관병, 비만이 '최악의 트리오'의 공통 항목이기 때문이 아닐까 추정됩니다. 수면의 질을 높이는 저녁 식사는 염분과 기름이 적은 음식을, 많지 않은 양으로, 잠들기 3시간 전에 마치는 것입니다. 이론적으로는 졸음을 유발하는 '차가운 식사'가 좋지만, 삶의 질을 떨어뜨리지 않는 따뜻하고 맛있는 식사를 하면서 릴랙스하는 편이 더 좋습니다.

잠이 잘 오게 하는 침구가 있나요 Q

A 열과 습도를 올리지 않는 '뇌를 식혀주는 베개'를 사용하세요

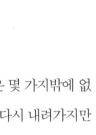

각성 스위치를 끄기 위해 체온을 낮추는 방법은 몇 가지밖에 없습니다. 식사나 운동을 하면 체온은 올라갔다가 다시 내려가지만 소화에 필요한 에너지나 운동 후 피로감을 고려하면 입면에 방해가 될 수 있습니다. 수면을 위한 목욕이 주목받는 것은 효과가 입증된 몇 안 되는 방법이기 때문입니다. 수면을 돕는 입욕법은 2교시에 설명했고, 혹시 목욕 후에 사용하는 침구 중에도 수면에 도움되는 것이 있을까요? 온도와 습도에 주목해 봅시다.

🕐 수면에 좋은 온도는?

쾌적한 실온이 수면에 도움이 된다는 것은 누구나 알고 있는 사

실입니다. 열대야나 혹한일 때는 쉽게 잠들 수 없다는 점 역시 누구나 짐작할 수 있습니다.

쾌적한 온도는 일반적으로 겨울은 19℃, 여름은 25℃라고 알려져 있지만 개인차가 있습니다. 쾌적한 온도라고 제시되는 기온은 바깥 공기와의 온도 차에서 정해지는 것이기는 하지만, 조금 더 덥거나 춥더라도 습관만 되면 충분히 잘 잘 수 있습니다. 지구 온난화가 우려되는 현재, 건강한 인간이 1년 365일 쾌적하게 자기 위해 에어컨을 틀어도 되느냐 하는 문제도 있고 전기료 문제도 있습니다. 이 부분은 개개인의 판단에 맡겨야 할 것 같습니다.

⏱ 입면을 촉진하는 대단한 '흡인 장치'가 있었다!

실온을 통제할 수 없는 때 등장하는 것이 인류가 만들어낸 위대한 지혜, 바로 침구입니다. 단, 입면에서 중요한 것은 체온의 변화입니다. '따뜻함의 유지'가 아닙니다. 그렇다면 잠이 잘 오게 하는 침구는 어떤 것일까요. 이게 또 어렵습니다.

제가 지금 살고 있는 미국 서부는 기업가들이 모인 실리콘 밸리가 있고, 스탠퍼드대학 연구소가 있기 때문에 주변에는 각종 개발 업무에 종사하는 사람들이 많습니다. 그러다 보니 수면에 도움을 주는 각종 기구들도 종종 개발되곤 합니다. 몇 가지를 살펴보니 불면증 치료에 효과가 있겠다고 생각되는 것도 있지만, 대체로 "자기 전에 침대의 이 부분에 뜨거운 물을 넣어 족탕으로 만들고 레버를 눌러 세팅해서…"와 같이 쓸데없이 복잡한 장치가 많더군요. 도라에몽이 이런 발명품을 꺼낸다면 노진구도 "귀찮아서 싫어!"라고 투정할 것 같고, 매일 해야 한다면 저도 사양하고 싶습니다.

그러던 중 스탠퍼드대학의 생리학 연구자가 재미있는 장갑을 개발했습니다. 장갑이라고 하지만 매우 큽니다. 손을 넣으면 안쪽에 달린 흡인 장치가 흡인해서 음압을 가하기 때문에 손의 혈관이 확장됩니다. 혈관이 확장된 손발을 따뜻하게 하면 심부 체온이 금방 올라가고, 반대로 식히면 금방 내려가는 것으로 알려져 있습니다.

이 장갑은 운동선수들이 운동 중이나 운동 후에 사용해 피로를 해소하도록 도움을 주고자 개발된 제품입니다. 이 기술을 응용해서 스탠퍼드대학과 미군의 공동 연구로 비슷한 기능의 부츠도 개발했습니다. 중동의 사막에서 전투할 때 피로를 해소하는 것이 목적인데 더는 군사 기밀이므로 생략합니다.

이런 장갑이나 부츠는 심부 체온을 조절할 수 있으므로 입면에도 도움이 된다고 여겨지지만, 이런 질문이 나오면 개발자는 항상 탈장착, 스위치 온 등의 복잡한 조작이 입면에 방해가 될 것이라고 대답합니다. 저도 전적으로 동감합니다.

⏱ '베개'를 잘 고르는 것이 가장 쉬운 방법

수면에 도움이 되려면 최대한 통기성이 좋고 열이 잘 오르지 않는 침구를 선택하는 것이 좋습니다. 특히 한국의 여름은 습도가 높고 무더우므로 통기성이 좋은 침구로 열을 잘 발산시키는 것이 포인트인데 간편하게 효과를 기대할 수 있는 것은 베개입니다.

높이와 푹신한 정도는 개인별 취향이 있지만, 수면 무호흡 증후군이 있다면 기도가 구부러져 호흡이 방해되는 일이 없도록 너무 높지 않은 베개를 선택해야 합니다. 그렇다고 너무 낮은 베개를 사용하면 뒤통수에 통증을 유발해 머리가 무겁고 견갑골 주변이 결릴 수 있습니다.

또한 취침 중에는 머리의 온도도 낮출 필요가 있습니다. 뇌의 온도는 심부 체온과 연동하여 변화하는데 심부 체온뿐만 아니라 뇌 온도를 낮추면 입면이 쉽고 '황금의 90분'에 돌입할 수 있습니다.

무더운 여름밤에는 냉각제가 들어 있는 베개를 사용하기도 하지만 온도 차가 너무 심해 좋지 않습니다. 결국은 적당히 시원하고 열은 머물지 않는 통기성이 좋은 베개가 바람직합니다. 습기가 차지 않는 소재라면 방열 효과도 있고 습기로 불쾌감이 증가하는 일도 없습니다. 너무 높지 않고, 열이 오르지 않고 습기가 차지 않는 베개를 잘 고르는 것이 중요한 포인트입니다.

Q 코로나19 사태로 집콕하면서 생활 리듬이
무너져 버렸어요

A 취침과 기상 시간은 규칙적이어야 합니다

한국의 경우 평균 수면 시간이 7시간 30분 정도로 OECD 회원
국의 평균 수면 시간 8시간 25분에 크게 못 미치는 수준입니다. 코
로나19로 인한 재택근무로 통근 시간이 줄어 수면 시간이 조금 늘
어났다는 보고도 있지만 여전히 수면 부채에서 벗어나지는 못한
수치라고 할 수 있겠습니다.

⏱ 재택근무로 생활 리듬이 무너졌다?

재택근무를 하는 사람들 중에 '생활 전체가 뒤로 밀린 올빼미형'
이 되어버린 경우가 브레인슬립의 연구를 통해 보고된 바 있습니
다. 생활 리듬과 수면 리듬이 흐트러져 수면의 질도 떨어져 버렸다

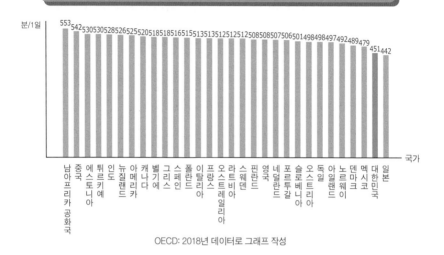

OECD 국가 평균 수면 시간

분/1일

553 542 530 530 528 526 525 520 518 518 516 515 513 513 512 512 512 508 508 507 506 501 498 498 497 492 489 479 451 442

국가

남아프리카공화국 / 중국 / 에스토니아 / 튀르키예 / 인도 / 뉴질랜드 / 아메리카 / 캐나다 / 벨기에 / 그리스 / 스페인 / 폴란드 / 이탈리아 / 프랑스 / 오스트레일리아 / 라트비아 / 스웨덴 / 핀란드 / 영국 / 네덜란드 / 포르투갈 / 슬로베니아 / 오스트리아 / 독일 / 아일랜드 / 노르웨이 / 덴마크 / 멕시코 / 대한민국 / 일본

OECD: 2018년 데이터로 그래프 작성

는 결과도 볼 수 있었습니다. 이 조사에서는 몇 가지 지표를 바탕으로 수면의 질에 대한 설문 조사도 실시했습니다.

흥미로운 사실은 수면의 질이 가장 저하되었다고 대답한 사람은 일주일에 1~2회 재택근무를 하는 사람이라는 점입니다. 거의 매일 재택근무를 하는 사람과 재택근무를 전혀 해본 적이 없는 사람은 수면의 질 저하가 그다지 없었습니다. 반면 어떤 날은 재택, 어떤 날은 회사, 이렇게 매일 다른 생활 리듬을 가진 사람은 수면의 질이 나빠졌다고 대답했습니다.

즉, 재택근무 자체가 원인이 되어 생활 리듬이 흐트러진 것이 아니라 생활 리듬이 규칙적이지 않아서 수면의 질이 떨어진 것입니다. 코로나19 이후 집콕으로 생활이 흐트러졌다는 사람도 같은 상황이라고 생각됩니다.

⏰ 규칙적인 취침 시간과 기상 시간이 중요하다

코로나19는 이제 유행이 잦아들고 있고 앞으로 백신이나 경구 치료제가 보급됨에 따라 독감 수준의 질병이 될 것입니다. 그렇다고 한 번 도입한 재택근무가 완전히 사라질 가능성은 없어 보입니다. 그렇게 되면 어떤 날은 회사, 어떤 날은 재택이라는 변화로 인해 생활 리듬이 흐트러지기 쉬운 상황에 처할 수 있을 겁니다.

또한 은퇴한 사람이나 육아의 부담에서 벗어난 사람은 그렇지 않은 사람보다는 생활의 제약이 없으므로 오히려 생활 리듬이 흐트러질 위험을 안고 있습니다. 이런 생활 리듬 변화의 고충은 교대 근무자의 수면 및 건강 문제와도 관련이 있습니다.

따라서, 취침 시간과 기상 시간을 규칙적으로 지키는 것이 가장 바람직합니다. 바빠서 취침 시간이 제각각인 사람은 적어도 기상 시간만이라도 일정하게 유지하도록 노력하고, 할 수만 있다면 둘 다 정해진 시간을 지키도록 합시다.

⏰ 수면의 질이 나빠지는 직업이 있다!

브레인슬립의 조사 결과, 불규칙한 생활로 수면의 질이 나쁜 직업 1위는 건설업 종사자이고 그다음이 운전기사였습니다. 젊은 기업가도 수면 시간을 확보하기 힘들고 언론인, 회사원도 불규칙한 생활의 위험이 있는 직업이라고 할 수 있습니다.

장거리 버스 운전기사나 트럭 운전기사는 야간 운전으로 밤낮이 바뀌는 경우가 많습니다. 이런 직업적 특성상 수면 부족 상태가 되기 쉽고 졸음운전을 유발하여 승객은 물론이고 상대 차량의 운전자까지 끌어들이는 대참사로도 이어질 수 있습니다.

젊은 기업인들 가운데는 무리해서 밤샘을 하는 사람이 많습니다. 젊어서 체력도 열의도 있고 맹렬히 해야 할 일도 있으니 무리하게 일하는 것 같지만, 장기적으로 보면 잠을 줄여 열심히 일하는 방식은 매우 위험합니다. 성공하기까지의 길도, 성공한 후의 길도 긴데, 잠을 희생해서는 몸이 버틸 수 없습니다.

흥미롭게도 나이 든 경영자들 중에는 올바른 수면 습관을 가지고 있는 사람이 비교적 많습니다. 젊었을 때 수면 시간을 줄여서 일한 사람이 성공한 경영자가 된 것인지, 젊었을 때부터 수면 시간을 확보했던 사람이 성공한 것인지 흥미로운 부분입니다.

인간의 체온은 낮에는 높고 밤에는 낮아지는 견고한 리듬으로

되어 있습니다. 한국과 17시간 시차가 나는 샌프란시스코로 이동했다면 억지로라도 현지 아침 시간에 일어나서 식사를 하고 일과를 시작해야 합니다. 이것이 '자신의 리듬'과 '현지 리듬'을 맞추는 방법입니다.

이렇게 설명하지만 아무리 조정하려고 해도 시차는 하루에 1시간 정도밖에 맞출 수 없습니다. 또 시간을 앞당기는 것은 뒤로 미는 것보다 훨씬 힘들고 적응하기 어렵습니다. 밤낮이 역전되는 생활이란 생명체의 견고한 리듬을 거스르는 일입니다. 수면의 질이 떨어지는 것이 당연한 결과인 겁니다.

🕐 교대 근무자의 고뇌

자동차 등 제조업에서 행해지고 있는 2주간 주야 교대 근무에서는 모처럼 2주간 고생해서 야간형 리듬으로 조정했는데 다시 주간형 리듬으로 재조정해야 하는 생활이 반복됩니다.

저는 항공사나 제조사로부터 교대 근무에 대한 조언을 요청받는 경우가 있습니다. 회사에 소속되어 있는 의사와 상담하기도 하고 여러 회사들을 살펴보고 있지만 시차가 있는 장소에서 일하거나 주야간 교대를 반복하며 일하는 방식은 몸에 매우 부담이 큽니다.

그렇다고 밤낮으로 기계가 돌아가는 제조 회사 근무자에게 '규칙적인 생활'을 요구하는 것도 무리가 있습니다.

몸 안에서 체내 시계가 틀어지는 것을 '내적 탈동조'라고 하는데 항공사 승무원이나 교대 근무자는 항상 이 상황에 노출되어 있는 셈입니다. 원래 내적 탈동조란 동일 생체 내에서 다른 하루 리듬이 각각 다른 주기로 표출되는 것을 말합니다. 반대로 '외적 탈동조'라는 것도 있는데, 항공사 승무원이나 교대 근무자의 경우에 일반적으로 외적 탈동조가 일어나지만, 재동조 과정에서 이들에게도 내적 탈동조가 발생합니다. 여기서는 혼란을 피하기 위해 생체 리듬의 '탈동조'라고 하겠습니다.

수면 전문가뿐만 아니라 생체 리듬 전문가와도 협력해서 가능한 한 몸에 부담이 적은 교대 근무 방식을 추천하고 싶습니다. 예를 들어 체온의 리듬이나 실제 생활 리듬과의 차이를 수학적으로 계산하여 그날 하루의 탈동조 정도를 산출하는 일이 가능합니다. 당연히 그 달이나 해당 연도의 탈동조의 총합도 산출할 수 있고, 연간·월간 탈동조량도 산출 가능하며, 이것이 최대 수치라면 최대의 건강 피해와 효율 저하로 MVP가 아닌 MPP(Most Pitiful Player, 가장 불쌍한 사람)가 되고 맙니다.

생각할 수 있는 다양한 교대 근무 방식을 감안해서 연간 탈동조량을 시뮬레이션하여 실현 가능한 이상적 교대 근무를 제안하고 수면 연구가와 시간생물학 전문가, 수학자가 협력한다면 현재로서도 그리 어렵지 않은 프로젝트입니다. 권장된 교대 근무로 작업 효율이 상승했는지, 건강상 피해가 정말 감소했는지도 검증 가능합니다. 이런 노력 없이 기존의 교대 근무를 강요하는 현실은 너무나 안타깝습니다.

생활 리듬을 잘 가다듬을 수 없는 딜레마를 안고 있는 교대 근무자 이외의 사람, 운 좋게도 밤낮이 바뀌지 않아도 되는 직업을 가진 사람이라면 기상과 취침 시간을 고정함으로써 체내 리듬의 혜택을 극대화하고 수면의 질을 높이는 데 노력을 기울였으면 합니다.

야생 동물의 경우 일조 시간이나 달의 차고 기움이 수면과 체내 리듬, 또 생식에 큰 영향을 주고 있습니다. 인간이라도 이런 기본적인 생리는 위도와 고도, 계절 등의 영향을 받는 것이 틀림없습니다.

북유럽의 계절성 정동 장애(겨울철 우울증)에 대해서는 앞에서 살펴보았습니다. 24시간 활동이 이루어지는 사회가 되고 냉난방이 발달하면서 밤낮의 차이나 사계절의 변화를 느끼는 일이 적어졌지만 봄에 늦잠을 자는 일이 많습니다. 이럴 경우 환절기라서 졸리다고 하지만 같은 환절기인 가을에는 잘 없는 현상인 것을 보면 따뜻한 봄에는 자율 신경보다 부교감 신경이 우위가 되는 것이 아닐까요? 게다가 삼한 사온으로 봄 기운에 대한 기대도 높아져 그런 건 아닌가 생각해 봅니다.

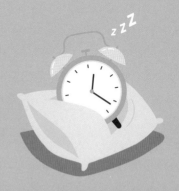

6교시

아이와
가족의 수면

아이의 수면 부족이 학습에 영향을 줄까요 Q

A 학습 능력뿐만 아니라 뇌 발달도 방해합니다

5교시까지 각 개인의 수면을 이야기했습니다. 마지막 6교시에는 가족의 수면에 관해 알아보겠습니다.

앞에서 수면에 대한 고민이 있다면 젊었을 때의 자신이 아니라 같은 세대의 다른 사람들과 비교하라고 했는데 나이에 따라 수면 패턴은 달라집니다.

어린 자녀가 있는 사람, 수험생 자녀가 있는 사람, 수면 문제로 고민하는 중년 배우자와 함께하는 사람, 고령의 부모님과 함께 생활하는 사람 등 자신은 수면 고민이 없지만 가족이 신경 쓰인다는 사람들의 고민을 바탕으로 포인트를 짚어서 설명해 보겠습니다.

🕐 한국, 어린이 수면 부채도 심각!

수면 시간이 적은 한국에서는 어린이의 수면 시간 역시 영향을 받습니다. 부모의 생활에 영향을 받다 보니 '자지 못하는 가족'이 되어버린 것입니다. 수면 부채로 생활에 문제를 겪고 있는 것은 아이들이라고 해서 다르지 않다는 뜻입니다.

- 낮에 졸음이 몰려온다.
- 짜증을 내거나 화가 많아진다.
- 수업에 집중하지 못하고 선생님 말씀을 이해하지 못한다.
- 의욕이 저하된다.
- 권태감 등의 신체 증상이 나타난다.

이런 상태라면 분명히 학습에 지장을 초래할 것입니다. 학습 능력뿐만 아니라 건강한 몸과 뇌 발달에도 악영향을 미칠 수 있습니다.

🕐 아이들은 몇 시간을 자야 할까

실험에 자주 사용하는 기니피그는 태어날 때부터 눈이 보이고 치아도 자라 있으며 뇌도 어른 기니피그와 같습니다. 따라서 수면 시간은 아기 기니피그도 어른 기니피그와 거의 다르지 않습니다.

반면 인간의 아기는 눈도 보이지 않고 치아도 없고 걸을 수도 없는, 상당히 불완전한 상태로 태어나기 때문에 계속 잠을 잡니다. 또 갓 태어난 아기의 수면 상태는 대부분 렘수면입니다.

왜 아기는 항상 자고 있을까요? 뇌의 발달이 수면과 관계되기 때문이라고 생각합니다. 특히 렘수면이 뇌 발달과 관련이 있다는 설이 유력합니다. 아기 기니피그의 렘수면이 어른 기니피그와 같은 양이라는 점도 이 추측을 뒷받침합니다.

한국의 어린이 및 청소년의 수면 시간은 서양에 비해 1시간 이상 적습니다. 아이의 이상적 수면 시간은 3세부터 5세까지는 10~13시간 반, 6세부터 9세까지는 9~11시간입니다. '아이는 자는 동안 큰다'는 것이 사실인데, 조사 결과를 보면 한국 아이들의 수면 시간은 어떤 나이든 세계 표준보다 1시간 정도 부족했습니다.

🕒 부모가 자녀의 뇌 발달을 방해하고 있다?

한국과 비슷한 상황의 일본 조사를 보면 수면 부채가 특히 많은 것은 5~6세 어린이로, 이상적인 수면 시간보다 1시간 반에서 2시간 가까이 부족합니다. 아마 초등학교에 입학하면서 연속적으로 14~16시간 동안 깨어 있기 때문일 것입니다.

뇌의 발달은 각성 상태를 유지할 수 있게 되어도 완료된 것은 아닙니다. 측정하는 방법에 따라 다르지만 사람은 8~12세 사이에 성인의 패턴이 되는 경우가 많으며, 12세 정도에는 성인의 수면 패턴과 거의 일치한다고 알려져 있습니다. 그래도 아직 성인보다는 더 많은 수면 시간이 필요합니다. 하지만 부모가 올빼미형 생활을 한다면 아이도 따라갑니다. '우리 아이는 올빼미형'이라며 태평하게 웃고 있는 부모는 아이의 뇌 성장을 방해하고 있는 것입니다.

아이의 입면 시간이 이상적인 시각보다 50분이나 늦는데, 기상 시간은 몇 분 정도 늦는다면 수면 부족이 될 수밖에 없습니다. 특히 주말에 늦잠을 자는 일이 많다면 이것은 수면 부채의 징후입니다. 부모의 수면 습관이 흐트러져 있으면 아이의 수면 습관도 흐트러지게 됩니다. 이런 아이일수록 결석이 잦고 감기, 두통 등도 자주 앓는 것으로 나타났습니다.

아이가 건강하게 성장하길 원한다면 자녀 수면의 중요성을 이해하고 연령에 따른 수면 교육에 힘써야 할 것입니다. 부모가 수면의 중요성을 인식하지 못하면 이런 추세는 멈추지 않을 것입니다. 따라서 부모의 인식과 생활 습관을 우선 개선해야 합니다.

🕐 수면을 개선하니 등교 거부가 줄었다!

일본 오사카의 사카이시 교육위원회에서 "모두가 같이 노력하지 않으면 아이의 수면 부채는 줄지 않는다"며 행동한 사례가 있습니다. 밤늦게까지 안 자는 아이들을 대상으로 수면 교육을 실시했더니 수면 시간이 늘어나고 등교 거부도 줄었다고 합니다.

학부모에게 일제히 문자 메시지를 보내 자녀가 일찍 잠자리에 들도록 독려하는 '빨리 자는 날'을 실시한 것도 주목을 받았습니다. 또 형제가 초등학교나 중고등학교에 다니는 가정도 많으므로 유치원, 초등학교, 중학교, 고등학교를 구분하지 않고 수면 교육을 실시한 것도 특징이었습니다. 수면 교육을 실시하지 않는 사카이시의 다른 학교들의 4년간의 등교 거부 추이 데이터를 입수하여 비교한 결과, 수면 교육을 실시한 학교의 등교 거부가 30% 정도 감소한 것을 확인할 수 있었습니다.

아이가 오전에 학교에서 졸거나, 활력이 없거나, 학습 저하를 보여도 부모가 눈치채기는 쉽지 않은데 그 이유는 리듬이 뒤로 밀렸기 때문에 귀가 후에는 오히려 더 왕성하게 활동하기 때문입니다.

선생님과 가정의 소통도 중요하며, 성적 관리뿐만 아니라 수면 및 생활 리듬에도 유의해야 합니다. 이제 아이의 수면은 지역, 학교, 학부모가 함께 살펴야 할 중요 과제라고 할 수 있습니다.

Q 제대로 재우고 있다고 생각했는데
아이가 수업 중에 조는 일이 많다고 하네요

A 수면의 질을 확인해 봅시다

아이의 수면은 어른보다 양의 확보가 중요하고, 양이 확보되면 질도 쉽게 담보할 수 있다고 생각하는 경향이 있습니다. 그런데 이런 고민을 하는 부모가 있습니다.

"저녁 9시에는 재워서 아침 7시에 깨웠는데 학부모회에서 아이가 앉아서 존다는 말을 들었어요."

수면의 양이 충분해도 질이 나쁠 수 있습니다.

수면 무호흡 증후군으로 아이의 키가 안 큰다?

희귀한 경우지만 낮에 많이 졸거나 잠들어 버리는 아이에게 과면증이라는 질병이 숨어 있기도 합니다. 물론 소아 기면증은 2천

명 중 1명꼴로 확률이 아주 낮습니다. 또 기면증 외에 뇌에 문제가 있는 원발성 과면증은 기면증의 10분의 1 정도로 발병하므로 더 낮은 빈도입니다. 따라서 더 가능성 있는 졸음의 원인은 역시 어린이 수면 무호흡 증후군일 것입니다.

소아의 중등도 이상 수면 무호흡 증후군의 유병률은 3.5%로, 성인 여성(2%)보다 많은데 이는 편도선 비대증의 영향 때문입니다. 낮 동안 멍하거나, 존다거나, 주의력 결핍 증상을 보이는 외에도 중증의 경우 키 성장에까지 악영향을 줄 수 있습니다.

편도선 비대증의 영향으로 수면 무호흡 증후군이 생겼다면 수술로 개선되는 경우도 많고 수술 후 키가 컸다는 보고도 많이 있습니다. 또 혀 운동이나 전기 자극 치료, 그리고 입호흡에서 코호흡으로 바꾸는 것으로 개선이 되기도 합니다. 이런 치료는 수면 전문 클리닉이 있는 병원을 이용해야 합니다. 전문 병원에서 상담해 봅시다.

⏱ 기면증이 의심되는 중학생

아시아에서는 주거 상황이나 생활 습관 등으로 부모와 자녀가 같은 방에서 자는 경우도 많은 것 같습니다. 서양 문화를 따라 아이는 혼자 자는 것이 좋다는 의견도 있지만 함께 자면 아이의 수면 상태를 부모가 파악하기 쉬운 장점이 있습니다. 미국에서는 어릴 때부터 아이를 혼자 재우는 습관이 있어서 수면 무호흡 증후군을 가진 아이들이 노력 호흡(기도가 막혀 숨을 쉴 수 없으므로 흉곽이 크게 오르내림)에 의해 흉곽이 깔때기처럼 변형되는 중증으로 발전할 때까지 문제를 눈치채지 못하는 경우도 있습니다.

얼마 전 보고된 일본의 사례 중 앉아서 조는 일이 자주 발생해 기면증을 의심받은 중학생이 있었습니다. 확실히 기면증처럼 낮에 강렬한 졸음이 나타난 후 곧바로 잠들었고 기면증의 특징인 렘수면도 입면 후 바로 나타났습니다. 그런데 이 병의 특징인 흥분 상태 후 축 늘어지는 탈진 발작은 없었습니다.

자세히 알아보기 위해 입원하게 되었는데 어쩌다 보니 빈 병실이 다인실밖에 없었습니다. 그래서 알게 된 것은 이 아이가 밤새 게임을 하고 있었다는 것입니다. 그렇습니다. 낮에 졸렸던 원인은 매일 밤 게임을 했기 때문이었는데 부모는 눈치채지 못했고, 만약 개인실에 입원했다면 이러한 사실을 알지 못했을 것입니다.

이런 경우는 생활 개선으로 나아지지만 잘못된 습관을 스스로 개선하는 것은 어려운 일입니다. 중학생이라고 해도 본인에게만 맡기지 말고 부모도 함께 노력하는 것이 좋습니다.

🕐 아이가 잠에 취해 멍한 것은 양성이며 일과성

학교에서 앉아서 졸 정도라면 밤에 아이가 어떻게 자는지 파악해 둡시다. 동영상을 촬영하는 것이 과하다면 살짝 들여다보는 정도라도 상관없습니다. 아이들의 수면 문제로 흔히 나타나는 야뇨증, 잠에 취해 멍한 상태, 심한 잠꼬대, 갑자기 꽥꽥 소리를 지르는 야경증 등을 총칭하여 '수면 수반증'이라고 합니다. 원인이 완전히 해명되진 않았지만 대부분은 뇌 발달 과정에서 일어나는 일로 성장과 함께 개선되기 때문에 크게 걱정할 필요는 없습니다.

수면에는 여러 뇌 부위가 관여합니다. 렘수면 시에는 생리적으로 몸이 움직이지 않는데 이런 조절은 뇌의 근본 부위에서 이루어지고 있습니다. 수면 기록은 주로 대뇌에서 시행하며, 대뇌피질의 신경 활동이 동기화되거나 비동기화되면서 수면의 깊이가 달라집니다. 예를 들어 렘수면이나 비렘수면일 때 근육이 이완되지 않고 긴장이 계속되면 잠꼬대를 하거나 몸을 떨거나 돌아다니게 됩니다.

발달 단계의 뇌에서는 각 부분의 발달 정도도 다르므로 불균형이 발생하고 있을지도 모릅니다. 이 불균형은 뇌가 충분히 발달하면 고쳐지기 때문에 소아 수면 수반증 증상이 갑자기 나타나거나, 증상이 심해지는 것이 아니라면 크게 걱정할 필요는 없을 것입니다. 부모가 아이의 수면의 질에 책임을 져야 하는 것은 맞지만, 지나치게 신경질적으로 반응하지 않고 느긋한 마음을 갖는 것이 중요합니다.

⏰ 아이를 키우는 부모에게 드리는 수면 조언

아이와 엄마의 수면에 대한 질문도 자주 받습니다. 그 대답은 "아이의 나이에 따라, 엄마가 전업주부인지 워킹맘인지에 따라, 워킹맘이라면 어떤 직종에서 일하는지에 따라 다르다."입니다.

또 수험생 자녀를 둔 부모들에게도 질문을 많이 받습니다. 옛날에는 5시간이나 자면 수험에 실패한다는 '4당 5락'이라는 말이 있었을 정도로 수면 시간을 줄여서 공부해야 한다고 생각했습니다. 하지만 오늘날에는 그것이 정말인지 의문시되고 있습니다. 벼락치기 암기는 몸에 배지 않습니다. 게다가 최근의 입시에서는 암기한 내용 그 자체보다는 그것을 바탕으로 사고하고 고찰해야 하는 문항이 증가하고 있습니다. 이런 상황에서 수면 시간을 줄여가며 암기에 주력하는 것이 얼마나 의미가 있을지 의문입니다. 과학적으로 수면이 기억의 정착에도 중요하다는 것은 이 책의 처음에 말한 대로입니다.

⏰ 아이가 아침에 일찍 일어나지 못한다면 그냥 자게 놔두는 편이 좋을까

극단적인 경우라면 무엇이 원인인지 조사하는 것이 좋습니다. 수면 무호흡 증후군과 같은 수면 장애, 게임이나 부적절한 수면으로 인한 수면 부족, 올빼미형 생활 습관 등이 있으면 아이는 아침에 쉽게 일어나지 못합니다. 원인에 따라 대처 방법이 달라지므로 먼저 원인을 찾는 것이 중요합니다.

Q 고령의 부모가 잠이 덜 깬 채 멍합니다
치매의 시작일까요

A 잠꼬대를 많이 하거나 잠이 덜 깬 멍한 상태가
보인다면 노란불입니다

이 책을 읽고 계신 분이 고령자라면 제 처방전은 "너무 걱정하지 마세요." 이 한마디로 끝납니다.

'아침에 햇빛을 받고, 아침식사를 챙겨먹고, 운동은 어떻게 하고….' 이미 이 책에서 효과적인 방법을 소개했습니다. 그렇지만 고령이 되면 여러 방법을 실천해도 수면의 질이 극적으로 좋아지는 것은 아닙니다. 초조해하지 말고 받아들이는 것도 하나의 건강법입니다.

그러나 고령의 부모가 자각이 없는 채 이상한 행동을 한다면 가족이 조치를 취할 필요가 있습니다. 부모와 함께 살든 아니든 평소 부모님의 수면 상태를 관찰하고 대략적인 수면 패턴은 파악해 둬야 합니다.

- 취침 및 기상 시간

- 수면 시간

- 어떤 침구를 사용하고 있는가

이 세 가지는 꼭 알아두도록 합시다. 수면은 뇌와 몸 건강의 바로미터가 되기 때문입니다.

🕐 고령자가 잠이 덜 깬 멍한 상태라면 치매 위험

고령의 가족이 있다면 잠자는 모습을 동영상으로 촬영하거나 모니터링을 해보라고 추천하고 싶습니다. 수면 중의 모습을 스마트폰으로 찍는 것은 아이보다 오히려 고령의 부모에게 필요한 시도인지도 모릅니다.

아이가 잠에서 덜 깬 듯 멍한 상태인 것은 걱정하지 않아도 된다고 했지만, 어른이 멍한 모습을 보인다면 '렘수면 행동 장애'를 의심해야 합니다. 렘수면 행동 장애는 수면 수반증의 하나로 렘수면 중 대뇌 운동 영역이 각성 상태처럼 활동합니다.

렘수면에서는 꿈을 꿉니다. 예를 들어 달리고 있는 꿈을 꿀 때, 건강한 사람이라면 뇌간에서 '이건 꿈이야'라는 지시를 보내므로 꿈속에서는 전력 질주하고 있어도 근육은 이완된 채 몸은 이불 속에서 얌전히 있습니다. 그런데 렘수면 행동 장애가 있는 사람에게는 지시가 잘 전달되지 않습니다. 뛰는 꿈을 꾸면 벌떡 일어나 뛰고 복싱하는 꿈을 꾸고 있으면 펀치를 날리기도 합니다. 미국에서는 꿈을 꾸면서 배우자를 때려 숨지게 한 사고도 일어났습니다.

이 병은 퇴행성 뇌질환과 동반해서 진행되는 악성 질환이라는 것이 무서운 대목입니다. 노인에게 많고 파킨슨병 환자, 루이소체 치매 환자도 렘수면 행동 장애가 나타납니다.

🕐 자지 않으면 알츠하이머병 발병 위험이 높아진다

수면은 뇌의 노폐물이 제거되는 귀중한 시간입니다. 깨어 있을 때도 제거되기는 하지만 자고 있을 때는 깨어 있을 때와 비교해서 4~10배나 많은 노폐물이 처리되는 것으로 나타났습니다.

알츠하이머병은 오래된 베타 아밀로이드 조각이 처리되지 않고 뇌에 축적되는 것이 원인이라 여겨지며 아밀로이드는 원래 뇌에 있는 단백질로, 세포의 복구 등을 담당합니다. 그런데 문제는 다 쓴 아밀로이드입니다. 다 쓴 아밀로이드가 효율적으로 처리되면 좋겠지만 처리되지 않고 늘어나면 응집되기 쉬운 단편들이 뇌 안에 침착되는데 이를 '노인성 반점senile plaque'이라고 부릅니다.

그중에서도 응집되기 쉬운 베타 아밀로이드 분비에는 패턴이 있는데 정상적이면 낮에 분비량이 많고 밤에는 적어집니다. 그런데 우리 연구소의 실험에서 하루 이틀 안 잔 쥐는 밤낮으로 분비량이 높은 상태인 것이 확인되었습니다. 2~3일 자지 않은 쥐라면 이후 자고 나면 원래대로 돌아왔지만, 3주 동안 하루 4시간으로 수면을 제한하자 쥐 뇌의 베타 아밀로이드는 결국 침착된 채로 남아서 뇌 내부가 노인성 반점투성이가 되었습니다. 인간에게도 같은 일이 일어날 수 있습니다. 이것은 장기적인 변화이기 때문에 40대 정도부터 시작됐을 가능성도 있습니다.

🕐 노화로 인한 자연스러운 노쇠도 있다

이러한 위험을 생각하면 고령자의 수면에 특별히 주의를 기울여야 하지만 동시에 너무 걱정하는 것도 좋지 않습니다. 고령자는 착각하거나 엉뚱한 말을 할 수도 있습니다. 치매가 의심되어 걱정될 수도 있지만 자연스러운 일이고 일과성인 경우도 많습니다. 착각일 수도 있다고 어느 정도 받아들이면서 길게 보도록 합시다. 계속 나빠지면 문제지만 가끔 이상한 말을 하는 정도라면 허용 범위입니다.

고령의 부모가 너무 일찍 일어나 곤란합니다 Q

A 노화와 수면 고민을 해결할 최신 정보가 있습니다

　동거하는 부모가 새벽부터 일어나서 활동하거나 따로 사는 본가의 부모가 전화를 걸어오는 등 피곤하고 수면 부채를 안고 있는 현역 세대가 부모의 '아침 공격'에 어려움을 겪는다는 고민이 적지 않습니다.

　하지만 어쩔 수 없는 일입니다. 우리의 체내 시계는 뒤로 밀리기 쉽다고 말했는데 노인들의 체내 시계는 앞당겨지는 경우가 많습니다. 이것이 조조 각성이 증가하는 이유이기도 합니다. 다만 미래에는 어쩔 수 없다고 포기하지 않아도 될지 모릅니다.

🕐 시르투인 유전자로 노화 속도가 느려진다?

'장수 유전자'라고 불리는 시르투인 유전자가 있습니다. DNA 복구 등에 관여하는 유전자 그룹을 이렇게 부르며, 현재 확인된 것은 7개 정도입니다. 시르투인 유전자 중 하나를 만들지 못하게 한 쥐가 단명했기 때문에 시르투인 유전자가 없으면 장수할 수 없다고 추정되어 '장수 유전자'라는 별명이 붙었습니다. 하지만 장수라기보다는 고령일 때 일어나는 변화를 막는 것으로 생각됩니다. 그래서 저 개인적으로는 '장수 유전자'라는 호칭에 흔쾌히 동의하지 못하고 있습니다.

그런데 시르투인 유전자 중에는 체내 시계의 리듬에 영향을 주는 것이 있다고 생각합니다. 시르투인 유전자가 뇌 내부에 국소적으로 존재하고, 또 이 시르투인 유전자를 활성화시키는 효소 중에서 시계 유전자의 증감에 영향을 주는 것이 있다는 점 때문입니다.

나이가 들면서 몸의 리듬이 앞당겨져 어긋난 체내 시계를 시르투인 유전자가 바로잡을 수 없을까, 이런 장기적인 연구도 시작되고 있습니다. 시르투인 유전자 발현을 저해한 쥐는 몸의 리듬이 상당히 빨라져서 노인 이상으로 매우 일찍 일어나게 되고 빠르게 활동을 시작합니다. 시르투인 유전자 발현을 완전히 막지는 않고 나이가 들어 감소한 것처럼 절반 정도로 발현을 줄인 경우에도 기상 시간은 상당히 빨라졌습니다. 이런 현상은 시르투인 유전자의 감소에 의한 것이므로 시르투인 유전자를 활성화한다면 치료가 가능할 수도 있을 것입니다.

그렇다면 장래에는 체내 시계에 관여하는 시르투인 유전자의 기능을 보조 약제나 보충제로 조절함으로써 일찍 일어나는 것이 개선될지도 모릅니다. 수면제의 주 사용자는 노인이므로 수면제에만 의존하는 노인들의 수면 고민이 개선될 뿐만 아니라 노화 속도도 늦출 수 있다면 획기적인 희소식이 될 것입니다.

🕐 자는 아이는 자라고 자는 뇌도 자란다

아기가 계속 잠을 자는 것은 뇌를 발달시키고 있는 시기이기 때문입니다. 드디어 잠들었다고 부모들이 안심한 순간 바로 '으앙!' 하고 울면서 일어나는 것은 야간 울음과 야경증이라고 불리는 수면 중의 증상입니다. 증상이라고 해도 대부분 성장하면 자연스럽게 소실되는 양성 증상입니다.

밤에 우는 것은 수면이 얕을 때 일어나므로 껴안거나 가볍게 토닥이면 진정되는 경우가 많지만, 야경증의 경우는 깊은 수면에 빠져 있기 때문에 부모가 아무리 열심히 달래도 아기는 쉽게 반응하

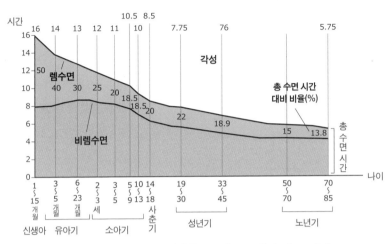

시간

16 14 13 12 11 10 10.5 8.5 7.75 76 5.75

각성

렘수면 50 40 30 25 20 18.5 18.5 20 22 18.9 15 13.8

비렘수면

총 수면 시간 대비 비율(%)

총 수면 시간

나이

1~15개월 / 3~5개월 / 6~23개월 / 2~3세 / 3~5 / 5~9 / 10~13 / 14~18 / 19~30 / 33~45 / 50~70 / 70~85

신생아 유아기 소아기 사춘기 성년기 노년기

※출처: Roffwarg, H.P., J.N. Muzio, and W.C. Dement, Ontogenetic development of the Human Sleep~Dream Cycle, *Science*, 1966, 152(3722): p. 604~19.

지 않습니다. 또 울면서 돌아다니기도 하고 몽유병을 동반하기도 합니다.

뇌 발달 단계에서 뇌 부위에 일시적인 불균형이 발생하여 일부가 깨어 있다고 생각하면 됩니다. 이런 정도의 이유라면 뇌 발달이 완료되면 자연스럽게 가라앉습니다.

🕐 렘수면으로 뇌가 재생된다?

뇌가 발달할 때는 자극을 받아서 신경 회로가 형성되어 갑니다. 이 과정에서 발생한 불필요한 것들은 렘수면 때 제거됩니다. 렘수면이 뇌의 발달과 관련이 있다면 뇌 가소성(경험과 학습에 의해 뇌가 변화하고 적응하는 능력)과 관련이 있을 수도 있다는 가설이 제기되어 최근에는 렘수면의 새로운 역할이 평가되고 있습니다.

20~30년 전만 해도 뇌 신경 세포는 한 번 분화하면 새롭게 분할되거나 재생되지 않는다고 생각했습니다. 그런데 최근 연구에서는 젊은 사람의 해마에서는 새로운 신경 세포가 만들어지고 있고, 어른이 되어서도 어느 정도 계속 생성된다는 사실이 확인되었습니다.

뇌경색 등으로 손상을 입은 뇌 신경 세포는 재생되지 않지만, 남겨진 주변 세포가 배선을 바꾸도록 재구축되어 잃어버린 기능을 보완합니다. 렘수면이 이러한 재활 작업에 한몫하고 있습니다.

즉, 얕은 렘수면은 어른이 되어서도 뇌 가소성을 최대한 살리는 열쇠를 쥐고 있습니다. '황금의 90분'은 우리의 현재를 유지하는 데 매우 중요하지만 렘수면은 '미래'를 만들 수 있습니다.

최근 스탠퍼드대학의 연구에서는 렘수면이 짧으면 수명이 짧은 것으로 나타났습니다. 물론 이 같은 결과에는 수면 장애의 유무 등 여러 요인이 연관되어 있기도 하고, 또 그 현상이 원인인지 결과인지 정확히 알 수 없기도 합니다. 하지만 적어도 어른에게도 렘수면이 중요하다고는 말할 수 있을 것 같습니다.

깊은 비렘수면과 꿈꾸는 렘수면이 모두 제대로 나오도록 강약을 조절하는 열쇠는 생활 습관입니다. 생활 습관은 스스로 바꿀 수 있습니다. 이것은 초고령화 사회로 접어드는 한국에서도 수면 문제를 해소하는 데 있어 희망적인 사실이라고 생각합니다.

**남편의 코골이가 시끄러운데
수면 무호흡 증후군이 걱정됩니다**

Q

A 당장 할 수 있는 대증요법도 있습니다

"남편이 잠자는 도중에 호흡을 가끔 멈춰요. 수면 무호흡 증후군 으로 돌연사하지 않을까 걱정돼요!"

이런 상담을 해오는 분들이 있는데, 수면 무호흡 증후군의 전 단 계로 신경 쓰이는 것이 코골이입니다. 코골이 자체가 무호흡은 아 니지만, 코를 고는 사람은 수면 무호흡 증후군의 예비군이기 때문 입니다.

🕐 코골이가 시끄럽다면 쓰다듬어 주자

남성이든 여성이든 수면 무호흡 증후군의 위험은 같습니다. 파 트너가 코를 골면 다음 방법을 시도해 봅시다.

- 몸을 옆으로 눕힌다.
- 등을 가볍게 쓰다듬어 준다.

이 정도로도 코 고는 소리는 많이 멈춥니다. 너무 세게 다독이면 잠에서 깰 수 있으므로 부드럽게 쓰다듬어 줍시다. "시끄러워!" 하고 소리 지르며 화내는 것은 절대 하지 말아야 할 행동입니다. 부부 싸움으로 이어질 수도 있거니와 그 후 잠이 들어도 다시 코를 골 수 있습니다.

⏰ 자주 뒤척이면 수면 무호흡 증후군을 의심한다

코골이 외에도 수면 무호흡 증후군의 징후는 있습니다. 자주 뒤척이는 것은 호흡이 멈추어 고통스럽기 때문일지도 모릅니다.

신경이나 혈관의 압박으로도 뒤척이게 되고 개인차 매우 크기 때문에 일률적으로 말할 수는 없습니다. 하룻밤 사이에 수십 번이나 뒤척여도 문제가 없는 사람도 있습니다.

엎드린 자세와 위를 향한 자세 중 어느 쪽이 더 나은 수면을 취할 수 있는지도 많이 질문하지만, 어느 쪽이든 입면하기 쉬우면 문제 없습니다. 다만 영아는 엎드려 재우면 영유아 돌연사 증후군의 위험이 높아집니다. 영유아 돌연사 증후군은 1세 미만, 특히 출생 후 2개월~6개월 정도의 영아에게 발생합니다. 아무런 전조 없이 돌연사를 초래하는 질환이므로 이 시기에 엎드려서 재우는 것은 위험합니다.

성인이 엎드려 자는 것은 취향의 문제이기 때문에 위험은 없다고 생각됩니다. 자세에 따라서는 코골이나 무호흡의 위험에 영향을 미칠 가능성도 있지만 이 부분은 개인 취향과 수면 시 관찰 결과에 따라 달라집니다.

⏰ 입호흡이라면 젖은 마스크로 감염 위험을 줄인다

수면 무호흡 증후군 환자는 코로나19 감염 위험이 크다고 했는데 그 원인 중 하나는 입호흡입니다. 입호흡은 저온과 건조 현상을 일으키는데, 이는 바이러스를 더욱 증식시키게 되며 점막이 건조하니 당연히 감염되기 쉽습니다. 질 나쁜 수면으로 면역력이 떨어진 몸일 때는 더욱 감염 위험이 높습니다.

코로나19뿐만 아니라 바이러스나 잡균은 일반적으로는 몇 겹으로 차단되고 있습니다. 코호흡을 하면 적절한 가습과 가온이 유지되고, 첫 번째로 코점막에서 차단, 그다음 편도선으로 차단합니다. 그래도 들어온 것들은 면역 반응으로 퇴치합니다. 그런데 입호흡으로는 이 구조가 잘 작동하지 않습니다. 코로나19 감염에는 비만이나 고혈압 등 여러 요인이 있지만 명백히 입호흡을 하는 사람이라면 간단한 대증요법으로는 젖은 마스크를 활용하기를 권합니다. 최근 일본 항공사 JAL 비즈니스 클래스를 탈 기회가 있었는데 가습 기능이 있는 시판용 마스크를 나눠주고 있어서 일리 있는 배려라고 생각되어서 만족스러웠습니다.

"마스크 생활이 지긋지긋한데 잘 때까지?"라고 생각할 수도 있겠지만 건조함은 확실한 바이러스 증식 요인입니다. 시판되는 가습 마스크가 없다면 젖은 거즈를 천 마스크에 끼우는 것도 좋습니다. 호흡에 방해가 되지 않는 방법을 고안해 봅시다.

🕐 이갈이의 원인은 근 이완의 불균형

함께 자는 사람의 코골이도 신경 쓰이지만 이를 가는 것도 의외로 소리가 납니다. 이갈이가 심하면 치아가 깨질 수도 있으므로 치과 의사에게 예방용 마우스피스를 만들어 달라고 하면 좋을 것입니다. 치아가 닳은 정도로 금방 알 수 있습니다.

수면 중에는 근육이 이완되는 것이 당연하지만 이를 세게 가는 사람은 그러지 못합니다. 교근의 스위치가 켜진 상태이기 때문에 이를 악물어 버리는 것입니다.

젊은 사람의 이갈이는 스트레스으로 인한 일과성일 수도 있고 자연스럽게 낫기도 하지만 젊었을 때부터 이를 갈았고 그것이 변함없이 계속되고 있다면 버릇과 같은 것입니다. 지나치게 신경 쓰지 않는 것이 좋다고 생각하지만 치아에 손상이 갈 정도라면 전문의와 상담하는 것을 권합니다.

이갈이도 수면 장애이므로 대개는 수면 전문의가 진찰과 치료를 하지만 수면 치과 전문의도 있습니다.

Q 남편의 잠꼬대가 너무 심해서 어떤 꿈을 꾸고 있는지 궁금합니다

A 언젠가 같은 꿈을 꿀 수 있을지도 몰라요

잠꼬대도 수면 수반 증후군입니다. 고령자의 경우와 마찬가지로 뇌 문제가 숨어 있을 수도 있지만 증상에 변동이 없다면 크게 걱정하지 않아도 됩니다. 비렘수면, 렘수면 모두 발생하고, 비렘수면 때 잠꼬대 빈도가 더 높은 정도일 겁니다.

그래도 우연히 깨어났을 때나 입면하지 않았을 때 옆에서 자는 사람이 무언가 말을 하면 당연히 신경 쓰일 수밖에 없습니다.

"옆에서 자는 아내가 하도 말을 해서 깨어 있는 줄 알았어."

"남편이 자면서 웃고 있어서 기분 나빠. 무슨 꿈을 꾸는 걸까?"

친구와 이런 대화를 나누는 사람도 있을 것 같습니다.

⏱ 잠꼬대는 스트레스가 원인일 가능성도

잠꼬대가 너무 심한 경우는 낮에 일어난 일 때문일 수도 있습니다. 아이들에게 많은데 이는 아직 뇌가 발달 단계이기 때문입니다. 어른의 경우는 매우 인상적인 일이나 스트레스가 가해지는 경우가 있으면 그것이 꿈에 영향을 미쳐 잠꼬대를 동반하기도 합니다. 수면 부족이나 스트레스, 음주가 잠꼬대로 이어질 수도 있습니다.

꿈은 렘수면 때 꾸는데 이때 근육 이완과 뇌 각성의 불균형이 높아진 것이 흔히 말하는 가위눌림입니다. 몸은 자고 있는데 뇌가 깨어 있어서 환각 상태의 꿈을 꾸는 것입니다. 움직일 수 없어서 무섭고, 극단적인 경우는 사람이 벽에서 나오는 듯한 환각 비슷한 것을 볼 수도 있습니다. 보통 사람들도 20~30% 정도는 환각을 볼 수 있지만, 입면 시 환각 및 수면 마비는 낮시간 졸음, 탈력 발작과 함께 기면증의 네 가지 특징으로 꼽힙니다.

⏱ 반복적으로 찾아오는 악몽의 치료법은

수면 중에는 깊은 비렘수면과 가벼운 렘수면이 반복되기 때문에 사람들은 수면 중 여러 번 꿈을 꿉니다. 그러나 대부분은 비렘수면으로 교대된 시점에서 잊어버리고 기억나는 것은 각성 직전 마지막 렘수면에서 본 것입니다. 참고로 비렘수면에서도 꿈을 꾸는 경우는 있지만 막연하고 스토리가 없는 것이라고 알려져 있습니다.

비록 잠꼬대를 동반한다고 해도 몇 번이나 꿈을 꾸는 것은 일상적인 일입니다. 그렇지만 반복적으로 악몽을 꾸는 것은 부담이 됩니다. 미국에서는 베트남전에 참전했던 군인이 일상으로 복귀한 뒤에도 반복적으로 악몽을 꾸는 것이 문제가 되었습니다. 그들은 PTSD(외상 후 스트레스 장애)를 안고 있었습니다. 잊어버리고 싶은 일이 깨어 있는 동안 우연한 계기로 생각나고 잠들어도 또 반복된다면 얼마나 마음에 부담이 될까요? 수면은 뇌의 유지·보수 시간인데 그 장점을 살릴 수 없다는 것은 괴로운 일입니다.

다양한 약이 개발되고 연구도 이루어졌지만 효과적인 치료법은 발견되지 않았습니다.

⏱ 좋아하는 꿈을 꿀 수 있게 될까

저는 대학에서는 의학을 공부하고 정신과 의사로서 임상 경험을 쌓은 후 수면 연구자로서 스탠퍼드대학교에 갔습니다. 그곳에서 30년간 연구를 계속하고 있으며, 이른바 성숙한 성인입니다.

그런데도 왠지 시험장을 몰라서 응시하지 못해 곤란해했던 학창 시절의 꿈을 아직도 꿉니다. 의대생 때의 상처가 수십 년 동안 반복 재현되고 있는 것입니다. 이 책의 담당 편집자 역시 이미 사회인이 되었음에도 불구하고 '취업이 내정되었지만 유급되어 졸업을 못 하는' 꿈을 꾼다고 합니다. 꿈에는 아직 미지의 부분이 많지만 서로의 에피소드에는 공감했습니다.

특정 대상을 볼 때 어느 부분의 신경 세포가 반응하는지는 알려져 있습니다. 원숭이를 대상으로 한 실험에 따르면 원숭이가 바나나를 볼 때 뇌의 특정 뉴런이 활성화됩니다. 이런 실험 결과를 바탕으로 자고 있을 때 뇌에 특정 자극을 주면 좋아하는 꿈을 꿀 수 있을지도 모른다고 생각하고 연구하는 사람도 있습니다. 그렇다면 미래에는 파트너의 시끄러운 잠꼬대에 시달리는 대신 두 사람이 같은 꿈을 꿀 수 있을지도 모릅니다. 꿈속에서 부부 싸움을 하게 되면 곤란하겠지만 말입니다.

나이가 들면 꿈속에서까지 함께 있고 싶은 커플만 있는 것은 아닙니다. 같이 있어도 생각이 다른 관계를 '동상이몽'이라고 하는데, 같이 자는 부부라도 별개의 인간입니다. 방의 밝기와 선호하는 실내 온도, 침구의 두께 등에 대한 취향도 다를 것입니다.

제 경우, 저는 살짝 밝은 환경에서 잘 자는데 아내는 깜깜한 게 좋다고 합니다. 깊은 잠이라면 감각 차단으로 빛을 느끼지 못하지만, 얕은 잠일 때나 입면 시에는 신경이 쓰일 수도 있습니다.

서로의 건강 상태를 체크할 수 있다는 점에서 같은 방을 쓰는 것도 장점이 있지만, 너무 취향이 다른 커플들은 침실을 따로 쓰는 것도 선택지 중 하나입니다.

수면이란 매우 개인적인 것입니다. 개개인이 다른 것이 당연합니다. 다양성의 시대에 '동상이몽'이 아니라, '이상이몽'의 부부가 있어도 좋지 않을까요?

반려동물과 함께 자도 될까요 Q

A 서로 수면의 질이 떨어집니다

숙면을 취하지 못해 힘들다는 환자와 상담을 하며 이야기를 들어보니 반려견 두 마리와 함께 잔다고 하더군요. 저도 개와 같이 잔 적이 있지만, 결론부터 말하면 같이 자지 않는 것이 좋겠습니다.

개나 고양이는 선잠이 많고 자주 눈을 뜹니다. 또 렘수면 중에는 몸을 실룩실룩 움직입니다. 자다가 뛰어나가기도 하고 갑자기 돌아와서 침대로 뛰어오릅니다. 당연히 숙면에 방해가 됩니다.

뒤척이다가 우연히 발에 걸렸는지 개가 비명을 질러서 잠에서 깬 적도 있습니다. 같이 잘 정도로 귀여워했는데도 그 소리에 눈을 떴을 때는 졸린 나머지 좀 짜증이 났고 혹시 내가 개를 차서 비명을 지른 건 아닐까 신경도 쓰였습니다. 이렇듯 서로의 숙면을 방해할 수도 있고 반려동물과 좋은 관계를 유지하는 면에서도 따로 자는 것이 좋습니다.

⏱ 개도 고양이도 분할 수면

동물들은 낮에 자고 밤에 활동하는 야행성 생활 습관을 가진 경우가 많습니다. 개나 고양이도 낮에 상당한 시간을 자고 있습니다. 쥐는 더욱 두드러져서 온종일 자다가 깨다가를 반복합니다. 즉, 동물은 하루에 여러 번 수면을 취하는 다상성 분할 수면이 표준적입니다. 포유류 이외는 낮 동안의 일조에 크게 영향을 받는 경우가 많습니다.

원숭이는 오후에 낮잠을 잡니다. 인간은 낮 내내 깨어 있지만 시에스타 습관이 있는 것으로 알 수 있듯이 습관적으로 낮잠을 자는 지역이나 민족도 있습니다. 이러한 수면 스타일의 변화에는 뇌의 무게나 비렘수면과 렘수면의 발생 사이클 등 여러 가지 요인이 있을 것으로 생각됩니다. 낮잠의 효용에서도 말했듯이 수면은 사회의 변화에도 당연히 영향을 받습니다.

⏱ 개에게 있는 기면증이 고양이에게 적은 이유

저는 기면증 연구를 위해 여러 마리의 개와 지내왔습니다. 낮에도 갑자기 잠에 빠져버리는 수면 장애인 기면증은 도베르만과 레

브라도 리트리버에게서 유전성 가계가 많이 발견되었습니다. 이유는 모르지만 닥스훈트나 작은 몸집의 푸들에도 비교적 많습니다. 그런데 제가 알기로는 고양이의 경우는 한 사례밖에 없습니다. 게다가 증상을 살펴보면 기면증이라는 확증도 없습니다.

기면증은 수면 발삭뿐만 아니라 정동 탈력 발작을 동반합니다. 매우 기뻐하는 등의 감정 폭발 후에 탈력 발작이 나타나는 증상입니다. 따라서 제 가설로는 고양이는 개보다 감정 표현이 풍부하지 않기 때문에 기면증이 많지 않거나 발병을 눈치채지 못한 것일 수도 있습니다.

🕐 고령견에서 볼 수 있는 수면 수반증

개나 고양이도 렘수면 때 꿈을 꿉니다. 자면서 즐거운 듯이 꼬리를 씰룩거리는 개도 있고, '냥' 하고 짧게 우는 고양이도 있습니다. 개나 고양이에게 뚜렷한 렘수면이 있는 이상, 렘수면 행동 장애 등 수면 수반증의 위험도 존재합니다. 반쯤 잠든 채 어슬렁어슬렁 걸어다니는 강아지는 성장과 함께 개선되지만 고령견은 주의가 필요합니다. 한밤중에 잠이 덜 깬 채 짖고 돌아다니거나 아무도 없는데 벽을 향해 달려들기도 합니다. 제게 문의가 있었던 경우는 골든 리트리버나 시바견의 렘수면 행동 장애입니다만 고령이 되면 어느 견종이든 나타날 수 있는 위험이라고 할 수 있습니다.

미국에서는 개의 렘수면 행동 장애 치료의 한 방법으로, 낮에 깨어 활동하고 밤에 잘 자게 하는 약도 개발되어 있습니다. 개라도 수면의 강약 조절이 중요하기 때문입니다.

⏱ 얼굴이 찌그러진 개의 숙명? 프렌치 불독의 수면 무호흡 증후군

프렌치 불독 등 코가 움푹 찌부러진 개는 코를 고는 것으로 알려져 있는데 수면 무호흡 증후군에도 걸립니다. 퍼그 등 얼굴이 납작한 개를 기르고 있다면 주의해야 합니다. 다만 개에게 마스크 등을 씌우고 치료하기는 어려울 것이므로 운동과 다이어트에 신경 써서 살찌지 않도록 관리하는 것이 중요합니다. 인간과 마찬가지로 생활 습관 개선을 목표로 해야 합니다.

의료 기술의 발전으로 반려동물들도 고령화되어 생활 습관병으로 고민하기도 합니다. 산책, 좋은 식생활과 아침 햇살 쬐기 등으로 수면을 관리하여 건강을 촉진하는 것도 주인의 역할이 될 것입니다. 개는 아침 산책을 재촉하는 등 인간에게 좋은 영향을 주는 경우가 많지만 인간의 나쁜 생활 습관은 개에게도 금방 전파됩니다.

⏰ 줄곧 개인의 것이었던 수면 고민

수면 고민을 안고 있는 사람은 누군가에게 자세히 말하고 개선하고 싶다는 마음이 강합니다. 뒤집어 생각하면 다른 사람의 수면 고민에는 흥미나 관심이 거의 없습니다. 이것은 결코 자기중심적이라는 의미가 아니며, 무리한 이야기도 아닙니다. 왜냐하면 수면이란 누군가와 함께 체험할 수 없는 이른바 '개인적인 일'이기 때문입니다.

식사라면 "오늘 아침 된장국은 짜네"라고 경험을 공유할 수 있으므로 염분이 신경 쓰인다는 등의 대화로 발전합니다. 하지만 수면은 경험을 공유하기 어렵습니다. 어젯밤 좀처럼 잠들지 못했다는 고민은 경험한 당사자밖에 모르는 일이므로 가족에게 이야기해도 "아, 그래?"라고 흘려넘기게 됩니다.

자도 자도 피로가 풀리지 않는 등 본인에게는 간절한 수면 고민이지만 같은 집에서 생활하는 가족이라도 그 고통을 실감할 수 없으므로 전달되지 않습니다. 결국 말해 봐야 어쩔 수 없다는 식으로 각자 혼자서 떠안아 버립니다. 혹은 지푸라기라도 잡는 심정으로 '전문가의 아내'에게 조언을 구하는 일이 일어납니다. 불과 20~30년 전까지만 해도 수면이 '그냥 휴식'으로 경시되었던 것도, 수면에 대해 의논할 기회가 적을 수밖에 없도록 만든 한 요인일 것입니다.

🕐 '잠을 못 자도 괜찮아!'라고 생각하면 잘 수 있게 된다

한 사람 한 사람이 수면의 고민을 떠안은 채 고립된 상황, 저는 이런 상황을 위험하다고 느낍니다. 수면 고민에 대해서도 서로가 도와주는 것이 필요합니다. 서로 도와주면 '공통의 고민'이라는 인식이 생기고, '사회 전체의 문제'가 됩니다. 이렇게 해서 비로소 다양한 연구가 진행되고 치료법도 개발되는 것입니다. 서로가 수면의 고민을 나누고 돕기 위해서는 개개인이 수면에 대한 올바른 지식과 종합적인 이해를 갖는 것이 중요합니다.

올바른 수면 지식을 가지면 자녀나 고령 부모의 수면 문제와 그 심각성을 인식하고 대처할 수 있게 됩니다. 함께 수면에 대한 이해를 갖춘 파트너라면 서로 체크해 줄 수 있을 것입니다.

아이의 수면 장애도 수면 수반증처럼 그대로 방치해도 괜찮은 것이 있고 수면 무호흡 증후군처럼 시급히 치료해야 하는 장애도 있습니다. 고령의 부모가 수면 무호흡 증후군이 발병하여 낮 동안 끊임없이 꾸벅꾸벅 조는 경우도 있습니다.

기업이 수면의 중요성을 이해하면 직원의 건강에 부담이 적은 근로 방식을 보다 진지하게 검토할 것이고, 생산성을 높이는 새로운 방법으로 인식해 긍정적으로 개선할 것입니다. 상사는 5시간만 수면을 취해도 다음 날 업무에 지장이 없겠지만, 부하 직원은 매일 8시간 자야 생산성이 올라갈 수 있습니다. 수면은 개인차도 크기 때문에 이런 점도 충분히 이해할 필요가 있습니다.

심리학에서 비롯되어 수면 장애 치료에도 유효하다고 여겨지는 인생 행동 요법의 기본은 첫째, 올바른 지식을 얻고, 둘째, 자신의 상황을 올바르게 파악하고, 셋째, 잘못된 인식이나 행동을 바로잡는 것입니다. 즉, '자기 전에 ○○을 하는 것이 좋다고 하더라'는 애매한 행동 조언이 아무리 많아도 올바른 지식에 대한 종합적인 이해가 바탕이 되지 않으면 소용이 없습니다. 그런 의미에서 올바른 지식을 얻는 일은 돌아가는 것 같지만 사실은 지름길입니다.

고민이라는 것은 혼자 안고 있으면 커집니다. 하지만 혼자 들면 100m 옮기는 게 고작인 무거운 짐이라도, 둘이서 들면 더 멀리 옮길 수 있습니다. 무엇보다도, 무겁지만 어떻게든 해나가자고 서로

격려함으로써 심리적인 무게가 줄어듭니다.

　마찬가지로 '잠을 못 자도 괜찮아!'라고 생각을 전환하기 위해서는 가족이나 친구들과 수면에 관해 이야기하는 것이 효과적입니다. 역설적이지만 다소 잠을 못 자도 걱정 없다고 믿고 너무 고민하지 않는 것이 좋은 수면을 얻는 열쇠가 됩니다.

　마지막으로 이 책을 읽고 계신 분들께 두 가지 말씀을 전하고 싶습니다.

"Worrying about sleep will keep you awake.(걱정할수록 잠이 안 온다.)"

"Don't worry, get sleep!(그저 자는 것이 최고!)"

니시노 세이지

🕐 수면은 우리 인생의 3분의 1을 차지하는 중요한 요소

인간은 인생의 많은 시간을 잠을 자는 데 쓰고 있다. 어디 인간뿐일까? 혹독한 추위에 살아남기 위해 겨우내 동면하고 있는 동물들도 많다. 이들은 우리보다 더 많은 시간을 수면에 투자하고 있다. 잘 자면 건강이 좋아지고, 잘 못 자면 건강이 나빠진다. 항상 꿀잠을 자는 사람이 크게 아픈 경우는 거의 없다. 이처럼 수면은 우리 건강에 밀접한 관계가 있으며 지대한 영향을 미친다.

요즘 잠을 잘 못 자는 사람들이 정말 많이 늘어나고 있다. 10년 전과 비교하면 큰 차이가 느껴질 정도다. 나이가 들면 수면의 양과 질이 떨어지는 것은 당연한 일이지만, 문제는 젊은 사람들도 제대로 못 자고 있다는 것이다. 왜 못 잘까?

요즘은 남녀노소를 불문하고 하루 종일 휴대폰으로 유튜브, 넷플릭스, SNS 등을 보느라 손에서 휴대폰이 떠날 새가 없다. 에디슨이 전구를 발명하며 인류에게 '두 번째 빛'을 가져다줬지만, 여기에는 대가도 있는 것이다. 에디슨 이전 시대에는 오후 6시 이후에 해가 지면 잘 준비를 하고 충분한 휴식을 취했다. 어둑어둑해지니 수면호르몬인 멜라토닌도 잘 분비되었을 것이다. 이 시대에는 수면장애라는 것이 극히 드물었을 것이다. 과거를 돌이켜본다면, 과연 현대인들이 좋은 수면을 위해서 어떤 노력을 하고 있는지 반성해 볼 일이다.

이 책의 저자는 인생의 3분의 1을 차지하는 수면에 대해서 핵심적이고 실제적인 조언을 하고 있다. 왜 우리가 잘 못 자고 있는지, 어떻게 하면 더 효율적으로 잘 수 있는지를 구체적인 근거와 설명을 통해 독자들을 납득시키고 있다. 불면증 환자를 자주 보는 의사인 나도, 이 책을 보면서 많은 교훈을 얻었고 바로 써먹을 수 있는 방법도 배우게 되었다. 평생 동안 수면을 연구해 온 수면 전문가답게 저자는 수면에 대한 모든 것을 정말 알기 쉽게 독자들에게 설명하고 있다.

최대한 많은 분들이 이 책을 읽고, 저자의 말대로 꼭 실천해 보기를 바란다. 혼자만 알고 있기에는 너무나도 주옥같은 내용이었다. 불면증 때문에 너무 힘들다면 지금 당장 이 책을 펼쳐보길 바란다. 앞으로도 저자의 수면 관련 책이 계속 나오기를 바라며, 훌륭한 책을 얻은 기쁨과 함께 오늘도 즐거운 수면을 청하러 가야겠다.

번역 및 감수 황성혁(신경외과 전문의)

스탠퍼드식 최고의 수면 교실

왜 못 잘까

1판 1쇄 발행 2023년 7월 12일

지은이 니시노 세이지 | 옮긴이 황성혁
펴낸곳 북드림 | 펴낸이 이수정
교정교열 신정진, 김재철, 이자연
표지 및 본문 디자인 북디자인경놈

등록 제2020-000127호
주소 경기도 남양주시 다산순환로20 C동 4층 49호
전화 02-463-6613 | 팩스 070-5110-1274

도서문의 및 출간 제안 suzie.lee@bookdream.kr
ISBN 979-11-91509-40-3 (03510)

※파본은 구입처에서 교환해 드립니다.
※책값은 뒤표지에 있습니다.